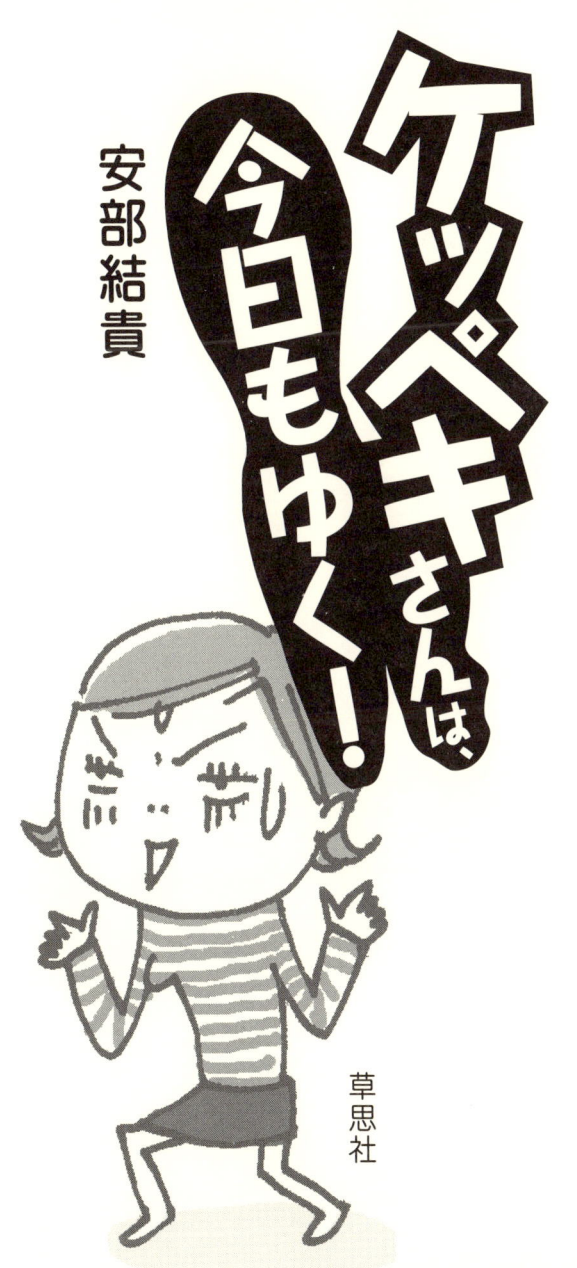

ケッペキさんは、今日もゆく！

安部結貴

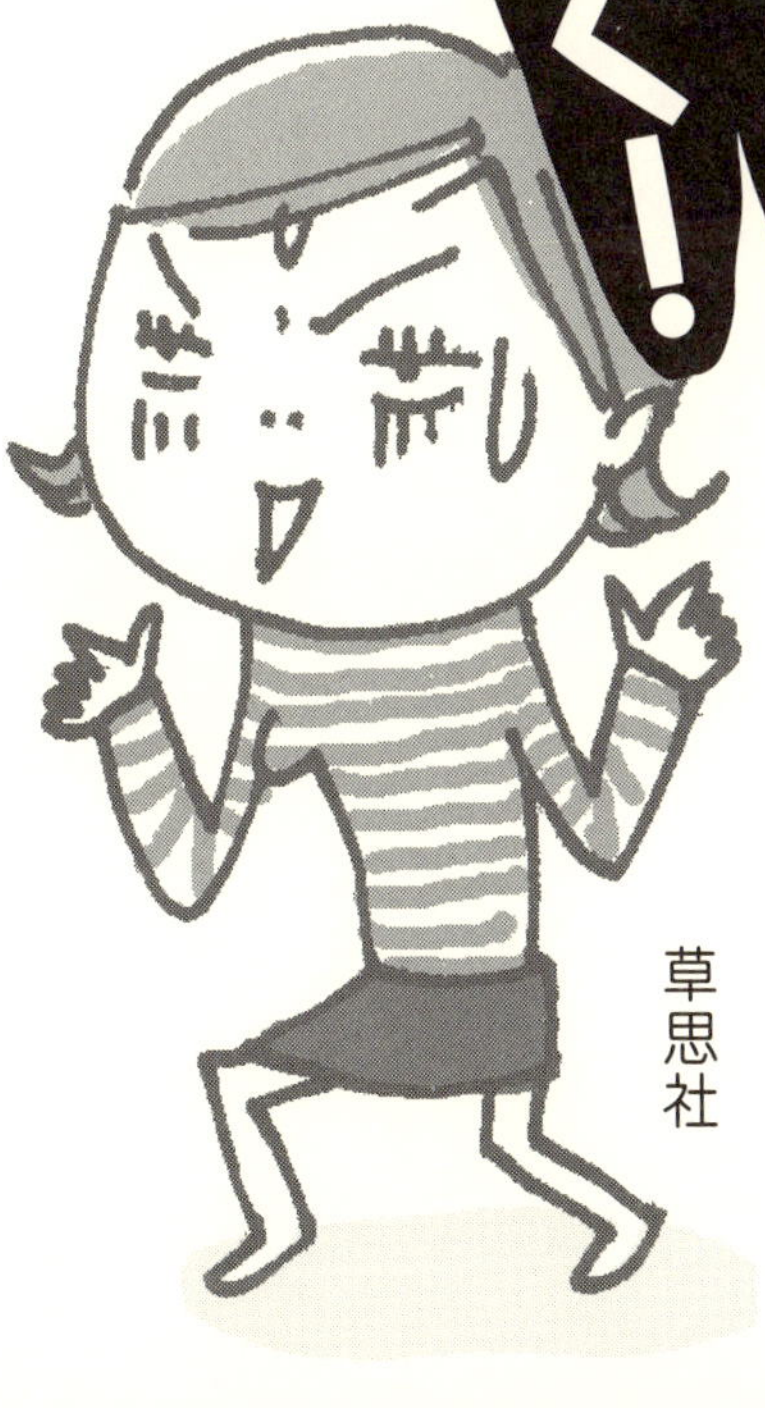

草思社

ケッペキさんは、今日もゆく！　目次

1 世の中って、ばい菌だらけじゃありません？

2 外食するとき、気になることが……

3 どこもかしこもキレイでなくちゃ!

4 決めた通りにきっちりやりたい

5 こんなことも気になります

6 ケッペキになるにはワケがある

7 ケッペキが治った人たち

カバー・本文イラスト／マケーレブ英美

1
世の中って、ばい菌だらけじゃありません？

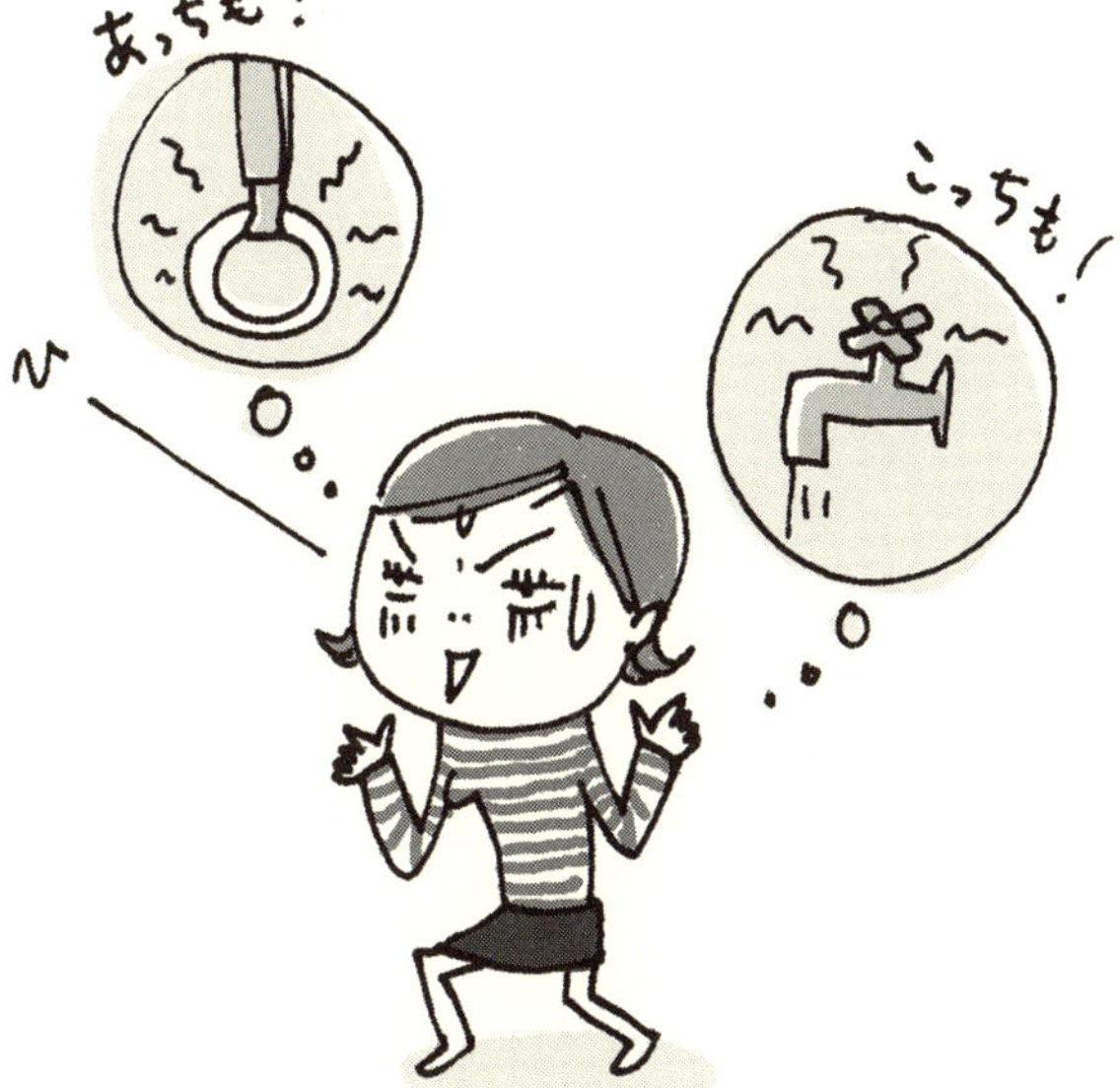

とりあえず、手を洗ってからですね

翔子さん（三十歳）の朝は、手を洗うことからはじまる。

まずは除菌石けんをめいっぱい泡立て、手のひらを合わせてこする。そして手の甲を洗い、指先や爪の間も念入りにこする。指をクロスして指の間を洗い、親指と手のひらを洗う。最後に手首の方も洗い、手を洗うのにかかる時間は約五分。それからたんねんに泡を流すのだが、このときも手をこすりながら二分ぐらいはかけて流す。

翔子さんの手の洗い方はまるで、**手術前の外科医**のようだ。完全に除菌するという強い意志が、黙々と手を洗う翔子さんの背中にみなぎっている。

翔子さんにしてみれば、手をきれいにしてさえおけば、口や目や鼻などから入るばい菌を食い止めてくれる。身体をきれいに保つためには、手をきれいにしておくことが第一なのだ。でも、手は身体のどこの部分よりも汚れている。いろいろなものをさわるし、露出もしている。だから翔子さんは、何かをやる前には必ず、この徹底した手洗いをしないではいられない。

朝、歯を磨く前にも手洗いの儀式がある。手を洗わないと、**ばい菌が歯ブラシを伝って口の中に入っていく**ような気がするからだ。もちろん、口に入れる前の歯ブラシもたんねんに洗う。そうしないと、空気中から歯ブラシについたホコリやばい菌が取れないからだ。できるなら、歯ブラシは毎回、新しいのを使いたいが、そうもいかない。せいぜい一週間おきに取り替えるくらいだ。

顔を洗って朝食の用意をはじめるときも、もう一度手を洗う。これは、手についた化粧水が、朝食のパンや食器につくのを防ぐためだ。

そんな翔子さんにとって、**一番イヤなのは通勤電車**だ。

混みあった電車内では、触れたくないものにも触れなければならない。せっかくきれいにした手が、みるみる汚れていく。冬場は手袋を着用しているからそうでもないかと思いきや、めったに洗えない手袋は、それ自体が汚れているから結局、同じなのだ。そのため、職場に着くと、彼女はすぐにトイレに駆けこみ、持参した石けんで手を洗う。ところが、トイレのドアに触れた瞬間にまたばい菌がついた気がするので、デスクに座ると、携帯している除菌シートで手を拭き直す。本当は除菌シートで拭いたくらいでは納得できないのだが、**一日中手を洗っているわけにもいかない**ので、むりやり納得している。携帯用の除菌シートはひとパックが一日でなくなる。

翔子さんの職場は、中小企業の経理部。月末や決算月以外は比較的のんびりしている。平日は、昔ながらにお茶の時間もあるので、翔子さんは自分から進んでお茶の用意をする。というのも、他人の汚れた手でいれられたお茶など飲めないからだ。

まずは、仕事をして汚れた手をたんねんに洗い、それから一人一人にお茶をいれる。お茶の受け渡しをするときに、誰かと手が触れあうことがあるともういけない。翔子さんはすぐに給湯室にとって返し、またもや手を洗う。そうしないとほかの人のばい菌が自分の手に移ってしまって汚れるから。

こんな調子だから、つきあいで外食するのは翔子さんにとっては苦痛以外の何ものでもない。とにかく、**出されたおしぼりが何だか不潔**で、それではとても手は拭けない。かといって、いきなり手を洗いに立つわけにもいかない。そこでこっそり、除菌シートを取り出すはめになる。

さらには、注文を取りに来た同じ人が、料理の皿を持ってくるのも許せない。なぜなら、オーダー伝票やボールペン、さらにはレジなどを打って現金などの汚れた物を持ったその手で、料理の皿に手をつけているからだ。そんな皿にのった料理など食べ

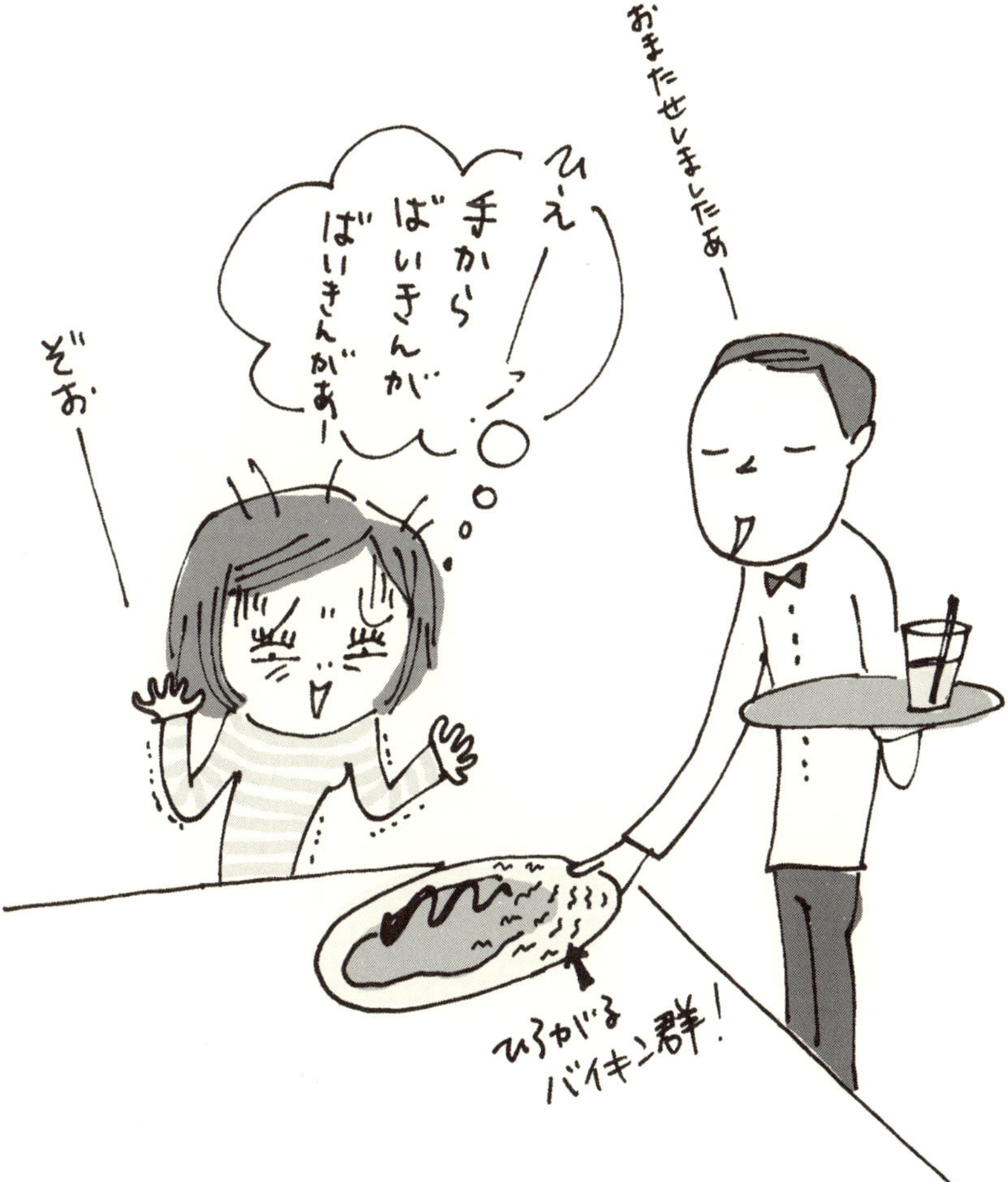
おまたせしましたぁー
ひーえ
手から
ばいきんが
ばいきんがぁー
ぞぉー
ひろがる
バイキン群!

られるわけがない。**店員の手についたばい菌が皿から徐々に料理を侵していく**ような錯覚にとらわれる。だから翔子さんは、めったに外食をしない。

彼女がこんなふうになったのは、つい二～三年前のことだった。もともと、子どものときから母親に「手を洗いなさい」としつこく言われて育ってきたから、外から帰ったらまず手洗いをするというのは当たり前の習慣になっていた。仕事を終えた後も、汗やホコリなどで手がべとべとするときは、すっきりするために手を洗うことはよくあった。けれど、それまでは、そんなに手を気にすることはなかった。そう、あのテレビ番組を見るまでは。

ある日、風邪を引いて会社を休んだ翔子さんは、ベッドに横になりながら、昼間にテレビを見ていた。番組のテーマは除菌。何の気なしに見ていた翔子さんを愕然《がくぜん》とさせたのは、番組に出ていた外科医が言った説明だった。

「人間の皮膚には常にいろいろな菌がついていますが、なかでも格段に汚いのは手です。手はいろんなものをつかみますからね。手を洗うときは、手首から下だけでなく、少し上まで洗って、さらには水をピッピと払わない。**ピッピと払うと腕の上の方についた菌が手先に落ちてくる**ので、研修医の頃は私もよく叱られましたよ。洗い直し！ってね。ですから、手を洗うときは、タオルは少し上の方に置いておけば、洗い流した手を無駄に汚さないですみます」

それは、これから手術をしようという外科医の常識であって、日常生活に取り入れるにはかなりオーバーな話だった。けれど翔子さんにはショックだったのだ。

手はばい菌だらけ。

それを知ったら、矢も楯《たて》もたまらず、翔子さんは洗面所に向かっていた。もちろん、手を洗うために。

それから翔子さんの手洗いはエスカレートしていった。一度、汚いと思ってしまうと、とことん汚く感じられるのだ。ときには、洗ったばかりの手でさえも、場所によっては、**この場の空気に触れたら汚れる**、と何度も洗い直したりする。

そう、町は空気も汚れている。だから、外出して何もさわらなかったとしても、必ず手を洗う。何にも触れていないといっても、空気中には無数の細菌が舞っているのだし、少なくとも玄関ドアの取っ手には触れる。その汚れがたまらない。掃除のたびにドアの取っ手はすべて消毒用エタノールで除菌するのだが、玄関ドアは常に外のホコリやばい菌にさらされているので、たとえ毎日、除菌しても追いつかない。だから手の方を洗う。

そんな翔子さんにも、ひょんな出会いから、いいな、と思える人が現れて、いつの間にか二人はつきあうようになっていった。彼はときどき、翔子さんを食事に誘ったが、いつも高級で清潔な店ばかりだったので、翔子さんも心おきなく手を洗い、安心して食事ができた。そんなことからも、彼女はますます、彼のことが気に入ってしまった。

「今度はうちでご飯を食べない？」

と、誘ったのは翔子さんの方だった。それは、彼を完全に受け入れるという彼女の覚悟の一言でもあった。

週末、彼が翔子さんの部屋にやってきた。すると翔子さんは開口一番、彼に向かって、**「手を洗ってね」**と言った。それは、彼女にとっては当たり前のこと。ほとんど無意識に口をついて出ていた。

彼は、「ああ」と答えたけれど、洗面所からは水の流れる音が聞こえない。

「手、洗った？」

と、もう一度訊くと、彼は、

「洗ったよ」

と部屋に入ってきた。

彼が石けんで手を洗ったのかどうかをちゃんと確認できなかった翔子さんは、とたんに彼を不潔に感じた。

「お願いだから、ちゃんと手を洗って」

翔子さんは洗面所に彼を連れ戻して、石けんを手に取り、まずは自分から手を洗って見せた。

「ね？」

翔子さんがそう言うと、彼は面倒くさそうに石けんを受け取り、しぶしぶ手を洗った。

いきなり手洗いを強要された彼は、「きれい好きなんだね」と苦笑いをしながらも、何だか彼女に異質なものを感じたようだった。けれど、料理上手な翔子さんの手料理は好評で、彼はおおむね満足したもよう。喜んでもらえたことで翔子さんも嬉しくて、ルンルンしながら後片づけをはじめた。その間、すっかりリラックスした彼はテレビのリモコンを手にとって、チャンネルをザッピングしていた。

片づけを終えてキッチンから戻ってくると、彼はすぐに翔子さんを抱きしめた。それは、「今夜、いいだろ？」の意思表示。気分も盛り上がっているから、そのままベッドへダイブか、と思った次の瞬間、翔子さんは彼の手が気になった。さっきまでテレビのリモコンを握っていたのだ。**彼の手は汚れている。**そんな手でさわられたくない。

翔子さんはつい、「ね、手を洗って。さっきリモコンさわってたでしょ？」と言ってしまった。すると彼の表情がみるみる冷めていった。「俺が汚いとでも？」と、彼は白けた声でそう言うと、「今日は帰る」と、出て行ってしまった。

翔子さんの恋はこれでおしまい。あっけない幕切れだった。

彼女としても、自分が少し異常だということには気づいている。というのも、ときどき、手を洗わなければ気のすまない自分に悲しくなることがあるからだ。他の人たちが自分のように、こんなに執拗に手を洗わないこともわかっている。だけど、どうにも我慢がならない。この気持ちをせめて、好きになった人にはわかってほしかったのだけれど……。

今日も翔子さんは朝からごしごし手を洗う。悲しかったことも、つらかったことも、手を洗えば、ばい菌とともにきれいさっぱり流れてしまうような気がするからだ。けれどそれも、数十分ともたない。

彼女は何かに触れるたび、何度も何度も、石けんを泡立てて手を洗う。除菌シートも相変わらず頻繁に使う。それでも、どうしても手が完璧にきれいになったという実感はわかず、気の休まるときがない。

水道の蛇口がイヤ！

「この世で何がイヤといって、蛇口《じゃぐち》くらい汚くて、危険で、イヤなものはないわ」

という真由さん（十六歳）。

きっかけは、公園で二〜三歳の子どもが、よだれだらけの手で水道の蛇口をさわっているのを見たことだった。それ以来、真由さんは、自宅以外の蛇口がさわれなくなった。

一見、きれいに見える世間の蛇口には、実は、子どもたちのでろでろのよだれや、多くの人の手の脂、さまざまなばい菌など、**得体の知れない汚れがべったりと張りついている**。うじゃうじゃとばい菌がうごめく様を想像したら、とてもじかにはさわれなくなったのだ。

実を言うと、自宅の洗面所の蛇口も、できればさわりたくない。けれど、手を洗う前なら、少しばかり勇気を出せば耐えられる。しかし、**洗い終わった手で、さっき汚れた手でさわった蛇口をさわる**のは、やっぱりイヤだ。

母がいれば、洗面所から声を上げて、母に蛇口をひねってもらう。そのたびに母は、「ここはちゃんと掃除しているから、汚くないわよ」

とため息をもらすが、娘が蛇口をさわれないことで、外でどれほど苦しい思いをしているかまでは知らなかった。

外に出ると、真由さんが困る場所はいたるところにある。

まずは学校のトイレ。特に女子トイレの洗面台には、あちこちに誰のものとも知れない髪の毛が落ちていて、それを見るだけでも吐き気がしてくる。そんなだから、じかに蛇口をさわることなどできるはずもない。とはいえ、手は洗わなくてはならない。真由さんはポケットティッシュを取り出し、それで蛇口を恐る恐るつかんでまわす。

体育館脇の水飲み場の蛇口もさわりたくないもののひとつ。ここは運動部の人など、汗まみれの人がよく使う水道だ。手の脂がべっとりついていることは十分、想像できる。そんな他人の手の脂に触れるなど、**天地がひっくり返ってもイヤ**だ。どうしてもそれを使わなければならないときは、ジャバジャバと水を出し、まずは時間をかけて蛇口を洗ってから手を洗う。そうしないと水が止められないからだ。

ときどき、友達と出かける繁華街などには論外の場所が多い。不特定多数の、どんな汚れや病気を持っているか知れない人々がさわりまくっている蛇口を、どうしてじかにさわれよう。

それでも、ペーパータオルを設置しているところはまだマシだ。それで蛇口をつかめばいいのだから。けれど、そうでない場合、しかもポケットティッシュも切らしてしまった場合、真由さんはトイレに行くのを我慢する。トイレに行けば手を洗わなければいけないし、手を洗っても水が止められなければ、他の人に迷惑がかかるからだ。ハンカチで、とも思うけれど、訳のわからない菌や汚れがついたハンカチをポケットに入れておくのも耐えられない。

そこで真由さんは、手を洗わなくてもいいように、除菌シートと消毒用エタノールを持ち歩くようになった。消毒用エタノールは、香水を入れるアトマイザーに入れて、手にシュッシュとふりかけ、その後で除菌シートでたんねんに手を拭く。そうすれば水道を出して手を洗う必要がなくなるからだ。

このアイデアは画期的だった。エタノールを持ち歩いていれば、手以外の物も気軽に消毒できる。少々臭いは気になるが、慣れてしまえば、どんな芳香剤よりもかぐわしく感じられた。

ならばそれで蛇口を消毒すればいいじゃないかと思うのだが、真由さんにとって蛇口というのは、どんなに掃除をしてもやっぱり汚いものでしかない。どう説得されても、どうしてもその思いからは離れられない。

これはちょっと度を超している、と自分でも感じている。でも、だからといって、その嫌悪感を克服するために何かをしようとまでは思わない。

母親も、文句を言いながらも、いつも真由さんのかわりに蛇口をひねってくれる。

「そんなに神経質にならない方がいいわよ」とは言うものの、自分の娘が潔癖を通り越し、神経症という病気になりかけているとは思っていないし、まさか病院に行ってまで、彼女の潔癖症を治そうなどとは思いもしない。彼女が**常に消毒液の臭いをまとっている**というのに、それがいかに危険かということにまでは思いがいたらないのだ。

案の定、真由さんの消毒用エタノールと除菌シートの使用頻度は徐々に高まってきた。いったん、〝消毒〟ということを知ってしまったら、**あれもこれも消毒**しないと気がすまなくなってしまったのだ。そうなると、もともとのきっかけだった蛇口は、形状が複雑で短時間ではキレイにし切れないから、ますます触れてはいけないもののように強く思えてくる。

「だって、イヤなものはイヤなんだもの」

真由さんの、蛇口にたいする嫌悪感はいや増すばかりだ。

近年、デパートや高速道路のパーキングエリア、新しい複合ビルなどのトイレの洗面所は、センサーつきの自動給水タイプが増えたので、そういうところでは、真由さんは少し、気持ちが楽になる。

「この世の中に蛇口なんていらない。蛇口がなくても水を出したり止めたりできるじゃない。全部がそうなればいいのに。**蛇口があるから病気にもなる**のよ」

真由さんの潔癖症はエスカレートするばかりだ。

除菌第一！

絵美さん（三十二歳）は、出産してから除菌に気をつかうようになった。初めての子どものときは誰でも神経質になるが、絵美さんのそれは徹底していた。

抵抗力の小さい子どもをあらゆるばい菌の危険から守らなければならないのだ。子どもが使うものは、ほ乳瓶はもちろん、食器も衣類も、**何でもかんでも除菌**する。ほ乳瓶や食器類は除菌用の薬液を入れた水につけ置きし、着るものも自分たちのとは分けて洗濯する。母乳を与えるときには自分の乳房を除菌シートでキレイにぬぐい、子どもが口にしやすいおもちゃや、赤ちゃん自身の指先も、除菌シートで年がら年中拭いている。

と、ここまではちょっときれい好き程度のお母さんなのだが、絵美さんは、テレビコマーシャルを見ているうちに、子どものためにしてあげられることがまだまだたくさんあることに気づいた。

まず、除菌効果が高いというのが売り文句の空気清浄機を買った。掃除機も排気がきれいなものに買い換え、それでも不安なので、掃除機をかけた後には必ずウエットシートで床を拭く。**一粒たりともホコリを残さない**ためだ。そういう掃除を一日二回。ベビーベッドの柵も除菌シートで磨きあげる。

赤ちゃんを抱くときには、必ず手を洗ってから。それも必ず除菌効果の高い石けんで。洗濯物をたたんでいるときなどに赤ちゃんがむずかりだしたら、とにかく洗面所に飛んでいって手を洗い、それからでないと赤ちゃんを抱かないという徹底ぶりだ。

赤ちゃんはクリーンな環境で育てなければダメだ。そう思いこんでいる絵美さんは、自分と同じことを夫にも要求する。

夫は、帰宅するとまず、スーツのほこりを玄関先でたんねんに払い、洗面所に行って除菌石けんで手を洗う。それから洗いたての部屋着に着替えてからでないと我が子に触れることができない。

最初のうち、夫の義昭さん（三十五歳）は、手を洗うといっても、適当にちゃっちゃと水で流す程度だったのだが、それを見た妻に、「汚い！」「それでは子どもが病気になる！」と一喝され、以来、妻が指定する石けんでていねいに手を洗うことを余儀なくされた。

部屋着に着替えないと居間にも入れないのは、スーツについた外からのばい菌を部屋に入れないためだ。

そうやってようやく我が子を抱くことができる義昭さん。可愛さでつい、赤ちゃんに頬ずりをしようものなら、即座に、「顔を洗って！」という声が飛ぶ。

それが高じて、今では帰宅、スーツのほこりを払う、除菌石けんで手を洗う、に、風呂に入る、が追加された。風呂に入るのなら手を洗う必要はないだろう、と思うのだが、妻はどうしても手を洗えと言ってきかないから、そうするしかない。

この儀式のおかげで、義昭さんは飲んで帰ることができなくなった。深酒をしたら風呂に入るのがおっくうになるからだ。もし風呂に入らずに子どもを抱いたりしたら、妻がどれほど激怒することか。

俺はそんなに汚くない、と反論したいのは山々だが、一日中、子どもと二人きりでいて、清潔第一に過ごしている妻の努力を考えると、口答えはできない。それに、どうせ今のうちだけだと思うから、多少は我慢してやろうとも思う。

絵美さんにとって一番イヤだったのは、姑が孫にご飯を与えていたときのこと。姑は食べ物をいったん自分の口に入れ、そうして冷ましてから孫の口に押し入れたのだ。

それを見た瞬間、絵美さんは姑からご飯茶碗を奪いとり、子どもの口に指を入れて、押しこまれたご飯を吐き出させようとした。

「汚いことをしないでください！」

絵美さんはヒステリックに叫んだ。

「何が汚いの？」

憮然《ぶぜん》とする姑に、絵美さんは断固としていった。

「口の中にどんなにたくさんのばい菌があるか、ご存じないんですか？　お義母さんのやったことで、この子が病気になったらどうするんですか。そんなことをするなら、**口の中を完全に除菌してからにしてください。汚い！**」

絵美さんは、どこかのテレビ番組で、子どもに口移しで食べ物を与えるのは衛生上よくないと言っているのを見たのだ。母親の自分でも躊躇《ちゅうちょ》するようなことを、姑にやられたことが、絵美さんの怒りに火をつけた。

「お義母さんのばい菌が、この子の身体に入っちゃった」

いても立ってもいられなくなった絵美さんは、無意味だとわかっていながらも、これ見よがしに子どもをお風呂に入れた。

「絵美さんの神経質さは異常じゃない？　私が子どもを抱こうとすると、その前に手を洗えだ、ほこりを払えだって。ちょっとおかしいわよ」

姑も怒りをあらわにして息子につめよる。でも息子は、「初めての子だから神経質にもなるさ。ちょっとくらい大目に見てやれよ」と取り合わなかった。

そんな絵美さんが、今度は子どもを連れて外出するようになった。公園デビューだ。まだベビーカーから降りられない子どもは、ほかの子と遊ぶというよりは、ただの日向ぼっこという感じではあったけれど、公園デビューは子どものためばかりでなく、母親仲間へのご挨拶という意味もあるので、あだやおろそかにはできない。

出かけた公園には、よちよち歩きから五歳くらいまでの子どもたちがいた。そこで、まだ赤ん坊の絵美さんの子どもは、大きい子たちの注目の的になった。砂場で遊んでいた子どもたちが、絵美さんが押すベビーカーに寄ってくる。

「仲良くしてね」と声をかけながらも、絵美さんは気が気ではなかった。というのも、大きな子たちがどろんこ遊びをした手で、絵美さんの子どものほっぺをさわろうとしたからだ。**よだれまみれの手も許せない**。

自分の子に伸びてきた小さな手を振り払いながら、絵美さんは、「赤ちゃんにさわるときは、お手々をきれいにしてからね」と声をかける。すると、子どもたちは不思議そうな顔をして絵美さんを見つめ、ほかの親たちはイヤな顔をした。

絵美さんは自然な動作でポケットから除菌シートを取り出し、寄ってきた子どもたちの手を拭いた。自分の子にさわるなら、それくらいは当然だと思っていたからだ。けれど、それを見たほかの母親たちが、いっせいに自分の子を絵美さんから引き離し、「あっちで遊ぼうね」と離れていってしまった。

「ちょっとやりすぎよね」

母親たちが言うのが聞こえた。でも絵美さんには、何がやりすぎなのか、さっぱりわからないのだった。

吊革がつかめない

香奈恵さん（三十歳）は通勤するとき、バスと電車を乗りついでいる。通勤時に何がイヤといって、吊革以上にイヤなものはない。

吊革は汚い。いろんな人がさわるのだから、いつも手垢《てあか》で汚れている。あの薄汚れた吊革に、どれほどのばい菌がうごめいているかと思うと、とてもじゃないけど素手でさわることなどできない。

香奈恵さんが吊革恐怖症になったのは、中学生のときだった。保健体育の授業で、「梅毒は感染力が強く、電車の吊革からでも伝染する」と聞いたからだ。以来、香奈恵さんは吊革にさわれなくなってしまった。梅毒が怖かったからではない。そういう危険な菌が吊革にまとわりついているということが怖かったのだ。

見れば、風邪の季節など、吊革に向かってくしゃみをしている人がいる。風邪の菌のかたまりである飛沫《ひまつ》は確実に吊革に付着した。妙にべとべとした手でさわる人もいる。汚れたままの手で誰もがさわるのだから、たしかに吊革は汚い。**誰かが持ちこんだばい菌が、吊革を介してまた誰かに移る**。その手で何かにさわったら、そこにもばい菌が移ってしまう。考えただけでも背筋が寒くなる。

だから香奈恵さんは、決して吊革にはさわらない。

比較的振動の少ない電車内なら、つかまらなくても踏ん張りがきく。だけど、揺れの激しいバスでは一苦労だ。どんなに混んでいても、吊革はもちろん、座席の脇の取っ手にもさわりたくないのだから、しっかり踏ん張れるように、香奈恵さんはハイヒールを履かない。いつもスニーカーで頑張る香奈恵さんは、流行のファッションを楽しめないのだ。

そうまでして吊革を忌み嫌わなくてはならないのかと、あるとき香奈恵さんは思った。汚いものに触れても、洗えばすむ。いっとき我慢すれば、おしゃれをして出歩くこともできるはず。

そう思ってあるとき、勇気を出して吊革に触れてみた。でも、人差し指を一本出すのが精一杯。手のひらでガッツリつかむことはとてもできなかった。すると、吊革に触れた指先に、さっきまでその吊革をつかんでいた人の手の温もりが伝わってきた。

「……**気持ち悪い**」

それでもうだめだった。香奈恵さんは二度と吊革をつかめなくなってしまった。

この話を友人にすると、吊革がイヤだという人は意外に多かった。イヤだけど、仕方がないからつかんでいるのだ。なんだ、それなら自分だけ特別というわけではないではないか。みんな同じように汚いと思っていたのだ。自分は極端かと思っていた香奈恵さんは、少しホッとした。

けれど、根本的な問題が解決したわけではなかった。バスや電車に乗る以上、ハイヒールは履けないのだから。

友人の結婚式に出ることになった日、香奈恵さんは困ってしまった。ドレスに合わせたピンヒールの靴を眺め、これでバスの揺れに耐えられるかなと思ったのだ。出かけるのは混みあう時間じゃないから、座席に座れれば問題はない。大丈夫だろうと出かけたら、なんとその日のバスは幼稚園児の遠足で満員御礼。とても座れなかった。

それでも、香奈恵さんは根性で踏ん張った。吊革や手すりには絶対にさわりたくないのだから、なんとか踏ん張るしかないのだ。毎日のことだからバランス感覚は鍛えられている香奈恵さん。でも、華奢《きゃしゃ》なピンヒールはやっぱりきつかった。バスがカーブを曲がったとき、踏ん張り損ねて、足首をひねってしまったのだ。

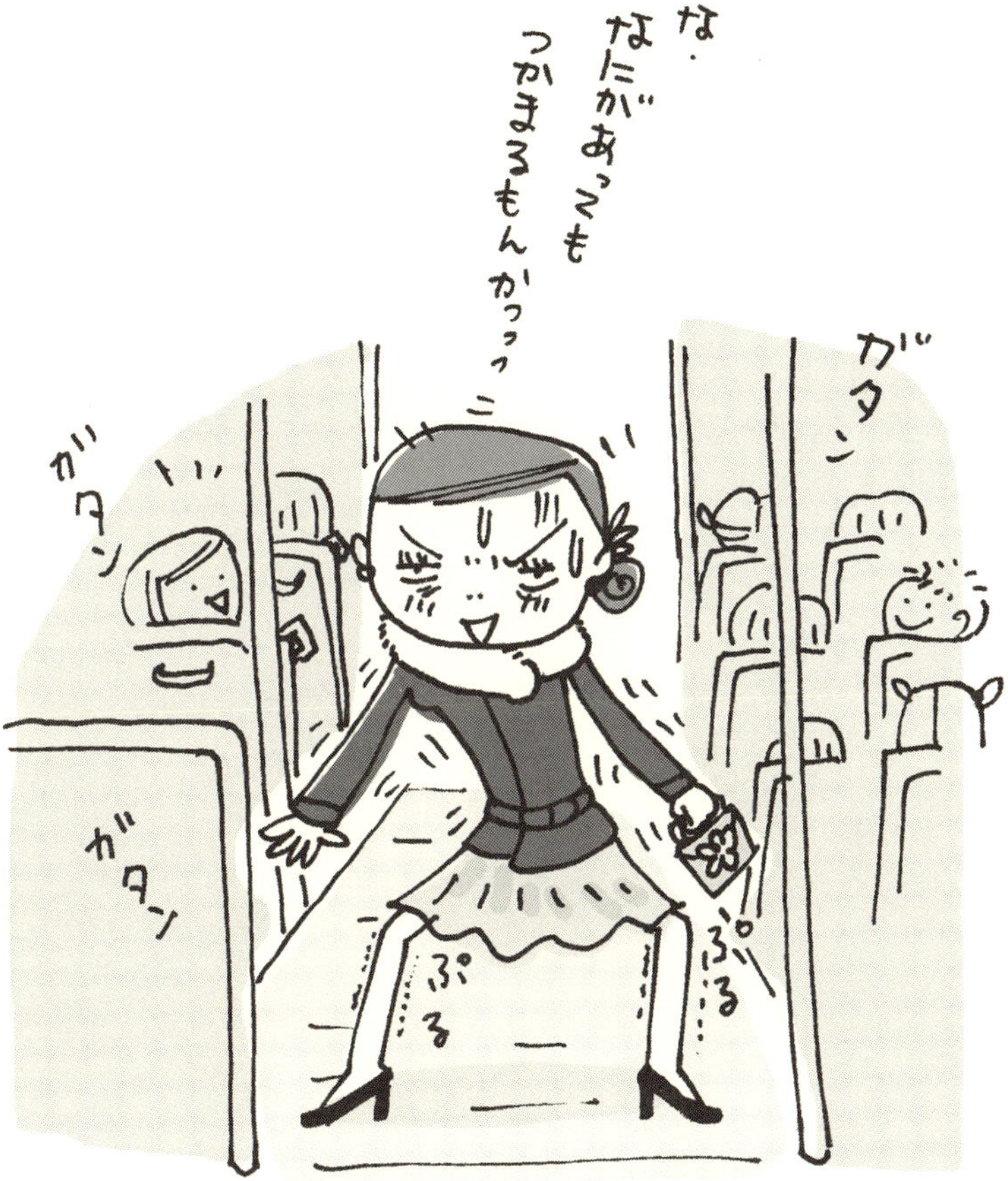

な・
なにがあっても
つかまるもんかっっっ
ガタン
ガタン
ガタン
ぷる
ぷる

思わず床に倒れこむと、それに気づいた運転手が、「揺れますから、吊革におつかまりください」と言った。そう言われてももう遅い。香奈恵さんの足首は、みるみるうちに腫《は》れてきた。

その一部始終を聞いた友人は言った。

「いくら汚いといっても、ほんのいっときのことじゃない。我慢できないの？　そんなことで怪我までするなんて……」

呆れてものも言えないという感じの友人に、香奈恵さんは食ってかかった。

「**吊革が怖い**のよ。だって、どんなばい菌がついているか知れないのよ。手を洗う前に、そこについていたばい菌で病気になるかもしれないじゃない。イヤよ」

「あなた、それは異常よ」

自分は異常なのだろうか。香奈恵さんは考える。でも、考えれば考えるほど、吊革は汚染物質の代表のように思えてしまう。

「そうやって松葉杖なんかついて、吊革につかまらなかったら危険よ！」

そう言われた香奈恵さんは、安い手袋を大量に買った。足が不自由なうちは、この手袋を使い捨てにして吊革につかまろうというのだ。

できることなら、すべての吊革を除菌して歩きたいと思う香奈恵さんであった。

公衆トイレの便座に座れません

佳子さん（三十八歳）は困っていた。問題はトイレ。一昔前なら、デパートや商業ビルのトイレには、必ず和式の個室があった。ところが、新しいビルのトイレはどれも洋式。否が応でも便座に座らなければならないのだ。

けれど佳子さんには座れない。自宅の便座以外は、どうしても無理だ。どうして座れないのかというと、不特定多数の人が用を足す場所というのがいけない。なかには使い方の悪い人もいるはず。もしかしたら病気の人だっているかもしれない。そうでなくても、流した水がはね返っている便座は多い。そんなのを見てしまうと、あまりの不潔さに、**尿意もひっこんでしまう**。

使い捨ての便座カバーを設置しているところもある。ホテルなどはそうだが、その薄っぺらい紙一枚で、ばい菌の侵入が防げるとは考えられない。トイレットペーパーを利用した除菌スプレーがついているところもある。でも、除菌するためには便座を拭かなければならないし、そんなところをさわるなんてもってのほかだ。

佳子さんは子どものときから、外の洋式トイレでは用を足せない子だった。どんなに清掃の行き届いたトイレであっても、自分の前に利用した人の顔を見ると、「**あの人が座った後に座るのはイヤだ**」と思ってしまうのだ。実際、自分の番が来て便座に座ると、前の人の温もりが残っていて、その温かさが気持ち悪かった。

現在、彼女が悩んでいるのは職場のトイレだ。新しくできたオフィスビルに引っ越してからというもの、佳子さんが入れる和式トイレは姿を消した。トイレを使うのは同じフロアの顔見知りがほとんどだけど、ときにはお客さんも利用するので、やっぱり不潔だという思いは消えない。

そこで、彼女は一計を案じた。直接便座に触れなければいいのだ。ということで、彼女は便座にお尻が触れないよう、中腰になって用を足すようになった。足腰はかなりきついが、フィットネスだと思えばやれないことはない。でもときどき、**目測を誤って、肌が便座に触れてしまう**ことがあった。そんなときは一日中、お尻のあたりが気持ち悪い。

こんな問題を抱えているから、佳子さんはめったに長時間の外出はしなかった。つまり、旅行や外食を避けてきたのだ。職場の飲み会などは絶望的な行事だった。酒に**酔った人たちが乱暴に使うトイレ**は、普通に見ても汚れている。そんなところでは、いくら中腰を保ったとしてもスッキリと用を足せない。でも、お酒を飲んでいるとトイレが近くなるので、佳子さんにとって飲み会は拷問《ごうもん》にも等しかった。

そんな佳子さんが、あろうことか海外旅行に出かけた。しかも行き先はタイのバンコク。衛生面ではかなり不安のある地域なのに、どうして彼女が行く気になったのかは謎だ。

しかし、バンコクの町を歩いていて、佳子さんにとって嬉しいことがひとつあった。タイは洋式トイレの普及が遅れていて、寺院やデパートはもちろん、公衆トイレなどもまたぐタイプがほとんどだったからだ。これなら便座に座る恐怖はない。しかも、便器のワキには常に水が流れているプールが設置されていて、どんなトイレに入っても臭いもなく、きれいに保たれていた。さすがにホテルは洋式だったけれど、部屋のトイレは到着した日に、除菌シートを何枚も重ねてたんねんに拭いておいた。

どこのトイレにも気兼ねなく入って用を足せる。便座のないトイレがこんなに快適だなんて……。佳子さんにとってタイは、まさに天国だった。

初めての海外旅行で、のびのびと旅行ができて、佳子さんは上機嫌で帰国した。

帰国してからはまた、佳子さんにとっては憂うつなトイレライフが待ち受けていた。相変わらず自宅以外のトイレでは、足をぶるぶるさせて中腰姿勢を貫く佳子さん。それにも疲れを感じるようになってふと、佳子さんはあることを思いついた。それは、便座の上に乗ってまたがるやり方だった。

つまり、土足のまま便座の上にしゃがんで用を足すということ。これなら足が筋肉痛になることはない。もっとも、狭くて滑りやすい便座の上に、ハイヒールで上がるのには相当のテクニックが必要だけど、便器に直接肌を触れさせずにすむことを考えればそのくらい何でもない。以来、佳子さんはどこに行っても、便座の上に土足で上がるようになった。

「それじゃあ、ほかの人に悪いじゃない？　自分だけよければいいなんて……」

友人は佳子さんの自分勝手な考えを批判した。けれど、本人は全然意に介さない。

「公共のものだから、もっと汚く使っている人は大勢いるわ。便座にたばこの焦げ跡があるのを私、あちこちで見たのよ。それに、便がついてるところもあった。そんなところにどうして直接お尻をつけられるわけ？　居酒屋やカラオケボックスのトイレなんか最低ね。ぬれているのは何でなのか、**あなた気味が悪くならない？**　何か悪い病気を持ってる人だって使うでしょう？　だから、私がどう使おうと勝手じゃない」

「でも、一人一人が心がければ、トイレはきれいに使えるでしょ？」

「心がけていない人が多いからイヤなんじゃない。汚く使う人の犠牲になるなんて、私は絶対にイヤ！」

たしかに、公共のトイレをきれいに使わない人はいる。でも、だからといって、便座に土足でまたがっていいものだろうか。

「あら、けっこういるみたいよ、そういう人。だから私、外では絶対に便座に腰掛けなかったんだもの」

佳子さんの話を聞けば聞くほど、外のトイレが汚く感じられてくる。

「**病院のトイレも最悪**よね。伝染病患者だって使うのよ。そういうところへは私は絶対に入れないわ」

トイレの便座に座ったくらいで感染するような病気の持ち主は、それ以前に隔離されるだろうと思うが、でも、絶対にあり得ないとも言い切れない。

「でも、トイレが原因で病気になった人って、聞いたことがないわ」

「まったくないって言い切れる？　病気になった原因なんて、よくわからないことが多いじゃない」

ああ言えばこう言うで、佳子さんは徹底している。トイレを掃除している人に申し訳ないくらいだ。けれどその掃除も、佳子さんには気に入らないらしい。

「よくもあんな汚い雑巾で拭くものだと思うわ。あなた、トイレを掃除している人を見たことがある？　あんな汚い雑巾で拭いたら、きれいなものも汚くなるわよ。しかもテキトーなのよね。私は、**自分が掃除したトイレしか信じないわ**」

佳子さんにとって、自宅以外のトイレはばい菌のたまり場だ。だから彼女は、今日も土足で便座にまたがる。

どうしてみんな平気なの？

「世の中にどれだけたくさんのばい菌がいるか、考えたことがありますか？　それが全部、自分の体に付着すると思うと、想像しただけで身体の調子が悪くなってきます」と言うのは、和美さん（二十六歳）。

実は彼女は、一日に二回、風呂に入る。仕事が休みの日には、一日に三回。夏場ならわからないでもないが、彼女の場合は年間を通してだ。そんなにどこが汚れるというのだろう。

彼女の場合、まず目が覚めたらお風呂に入る。朝風呂に入る人は多いから、これはいたって普通のことだ。彼女に言わせると、寝ている間に目に見えないホコリがついているから、洗顔だけでは不十分。**全身を清めないと一日がはじまらない**のだという。

そして夜、再びシャワーを浴びる。これは、外を出歩いてさまざまなばい菌がついたから、**ベッドが汚染される**からだ。

そうして頻繁に身体を洗っている和美さんは、お風呂が嫌いという人のそばには絶対に近寄りたくないのだという。そういう人の皮膚には、まちがいなく質の悪いばい菌がついていると、和美さんは信じて疑わない。

けれど、和美さんのように一日に何度もお風呂に入る人は少数派だ。きれい好きの人でも一日一回。冬場だと二日に一回の人もいる。でも、和美さんに言わせると、それでは「汚い」らしい。

どんなに掃除をしても、空気中に舞っているホコリを完全に取り去ることはできない。外に出れば、あらゆるばい菌が付着したものにさわらなければならない。以上のことから、半日もすれば、身体はかなり汚れてくるはず。それを清潔に保つためにはやっぱり丸洗いをするしかないのだ。特に髪の毛はホコリと臭いとばい菌を吸着させるモップのようなものだから、こまめに洗わないと、**髪の毛から体中が汚染される**という。

「私、スーパーの買い物かごを持つのもイヤなのよ。だってあれ、いろんな人がさわって汚いじゃない。ひとつひとつ洗うこともないし。そんなものに食品を入れて買い物をするなんて、本当にイヤ。どうしてみんな平気なのか、こっちが聞きたいわ」

和美さんのばい菌恐怖症は日に日につのっていく。ひとつ、あるきっかけがあると、それに付随するものも連鎖的に汚く見えてしまうのだろう。

「世の中は考えられないくらい汚染されているのよ。ばい菌はいろんな皮膚病の元になるし、風邪だってそうだわ。風邪の菌をまき散らすのがわかっているのに、どうしてほかの人たちは人前で咳やくしゃみをして平気なのかしら？　そんなだから、私は外から帰ったら体中を洗うの。**健康のためには絶対必要よ**」

和美さんは消毒用のアルコールをいつも持ち歩いている。それで自分のさわるところを拭いておかないと気がすまないのだ。和美さんは、自分の体が少しでもばい菌に触れることが怖くて仕方がない。でもそれでは仕事もできないから、日々、相当な我慢をしているのだという。

そんな和美さんだから、**動物にさわるなんてもってのほか**だ。通勤途中、近所の人の犬の散歩によく出会う。遠くから見る分には問題はないのだが、その犬がときどき和美さんにじゃれついてくるのだ。ある日、スラックスにじゃれつかれた和美さんは、あわてて自宅に引き返し、着替えをした。犬がさわったスラックスはビニール袋に入れて、即クリーニング。出がけにバタバタしてしまったので会社には遅刻してしまったが、そんなことはどうでもいい。動物にはどんなばい菌がついているか知れたものではないので、こうでもしないと落ち着かないのだ。

だから和美さんにしてみれば、**ペットを飼っている人の気が知れない**ということになる。ペットが原因の人間の病気も問題になっているのに、どうしてそんなものに直接さわれるのか。危機管理がなってないというのが和美さんの意見だ。

「みんな、ばい菌に鈍感すぎるんじゃない？　汚れたものにベタベタさわって……。見ているこっちが気持ち悪くなるわ」

和美さんの潔癖症は、今もどんどんエスカレートしている。

2

外食するとき気になることが……

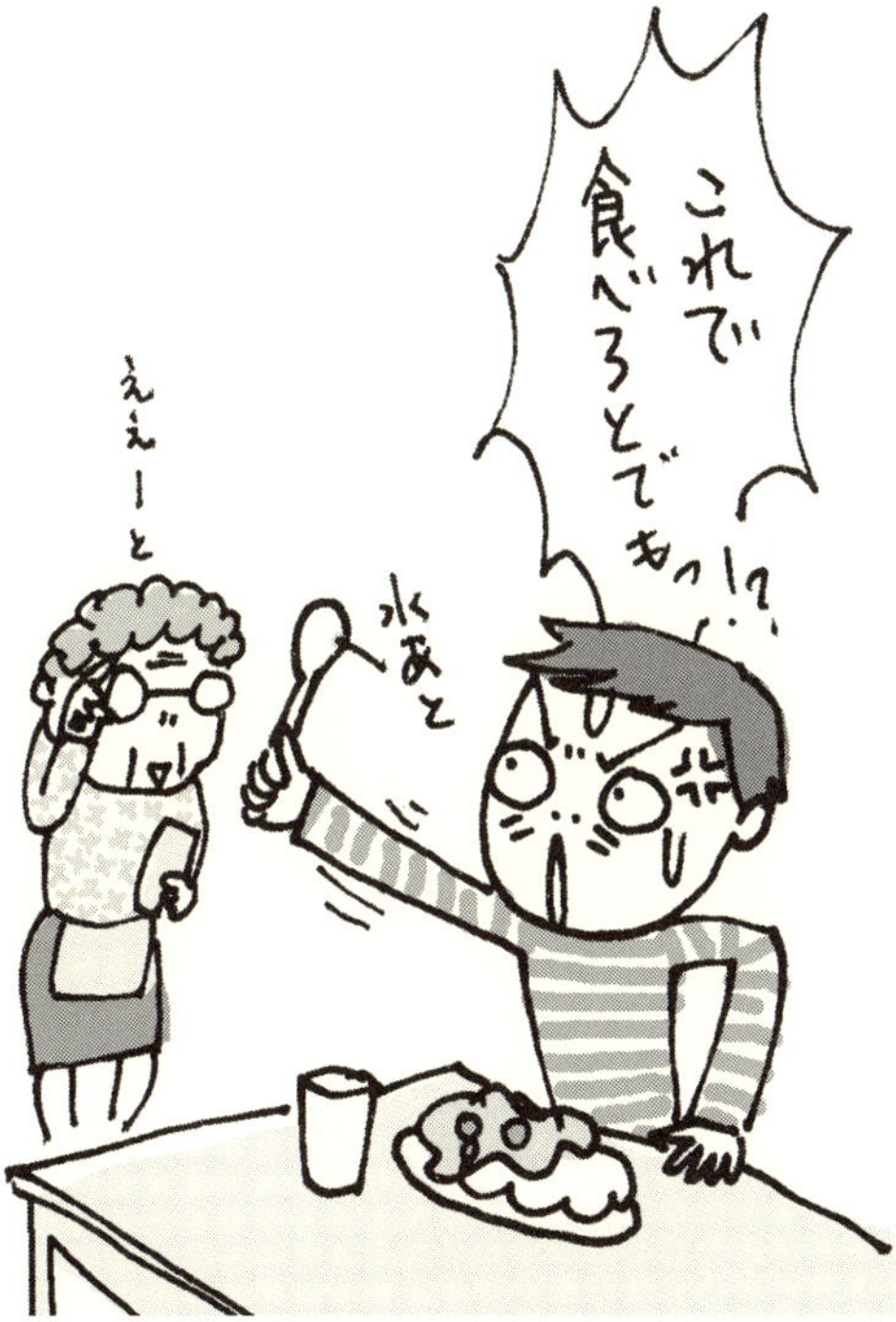

食洗機で洗う食器は汚い？

学生時代、ファミリーレストランでアルバイトをしたことがある徹さん（二十四歳）。担当は厨房《ちゅうぼう》。とはいえ、包丁を持たせてもらうことはほとんどなく、料理を作るといっても、冷凍された素材を暖めたり、焼いたりするのがせいぜいで、ほとんどは食器洗いだった。そこで使っていたのが食洗機。

徹さんはもともと潔癖なタチだったので、食洗機に入れる前に食器をていねいに洗っていたのだが、それでは時間の無駄だと上司に言われ、仕方なく、簡単な水洗いだけで食洗機に食器を入れることになった。でも、食洗機だけではご飯のこびりつきや、グラタンの焦げつき、コップについた口紅など、**しつこい汚れはきれいに取れない。**さらにはすすぎが十分でなくて、洗剤カスが残ることもあった。徹さんとしては、そんな汚れを残した食器を使いまわすのはイヤだったのだが、混みあう時間帯にはそんなことも言っていられず、指導されたとおりにやるしかなかった。

働いていたときは、その食器で自分が食べるわけではないので目をつぶっていられたが、自分が客になるとそうもいかない。内情を知っているだけに、ファミリーレストランで食事をすることは一切しなかった。というか、できなかった。

知らなければ気にすることなどなかっただろうに、徹さんは、質の悪い現場に立ち会ってしまったことが不幸だった。

食洗機にたいする不安と嫌悪は、徹さんを外食から遠ざけた。大型のチェーン店で人件費を切りつめていそうな飲食店には絶対に入らない。なぜなら、そういう店では決まって食洗機を使っているからだ。だから低価格を売り物にしている居酒屋チェーンなどには、大学卒業以来、入ったことがないという徹底ぶりだった。

だいたい機械に、複雑な形の器がきれいに洗えるわけがない。中途半端に汚れた器を平気で出す店側の態度に、徹さんは得も言われぬ怒りを抱いていた。

そんなとき、母親が突然、食洗機が欲しいと言いだした。当然、徹さんは猛反対。うちは皿洗いが大変なほどの大家族ではないし、手で確認しながら洗うのに比べれば、いかに食洗機の能力が劣るかということをせつせつと語った。しかし、それでも母は動じない。水を使うと手が荒れるし、水道代もバカにならない。最近の食洗機は経済的だし、能力も向上しているし、良い洗剤も出ているから、おまえが思うよりもずっときれいになると言ってきかないのだ。

反対するのは徹さんだけ。結局、母を説得することはかなわず、徹さんの実家には食洗機が置かれることになった。

ところが、納得のいかない徹さんは、喜々として食洗機を使う母の脇で、わざとらしく皿を洗うようになった。彼としては、こうでもしないと自宅の食器でも食事ができなくなる気がしたからだ。

「**ほら見ろ**。ご飯茶碗は手で洗った方がきれいになるじゃないか」

「そう？　どっちも同じに見えるけど」

「機械なんてしょせん、水をまわしかけることしかできないんだ。しつこい油汚れなんかは、絶対に落とせないんだよ」

そう言って徹さんは毎日、食事の後片づけを自分でやるようになった。

「初めからおまえがやってくれれば、高い機械なんか買わなかったのにね」

という母の言葉がむかついた。

どうして他の人は食器を洗うことにこうも無頓着なのか。どんなによくできた料理でも、汚い器に盛られたのでは台無しではないか。それに不潔だ。食器洗いにたいする徹さんのこだわりは、何も食洗機に限らなくなってきた。

ある時、同僚に誘われて入ったラーメン屋で、徹さんは見てはならないものを見てしまった。カウンターに腰掛けたので、厨房が丸見えだったのだ。

ラーメンを待つ間、何の気なしに厨房を見ていると、店員が忙しそうにどんぶりを洗っていた。しかし、洗浄用にシンクに溜めた水は脂で汚れている。白く立った泡の間から、茶色ににごった水が見え隠れしていた。

こんな汚い水で洗っているのか。それでも洗ったと言えるのか。

そのあまりの不潔さに、徹さんは食欲をなくし、結局ラーメンには手をつけられなかった。

「どうした？」という同僚に徹さんは、「おまえはよく**こんな不潔な店**でものが食えるな」と言っていた。

言われた同僚はもちろん驚いたが、まわりにいた客もいっせいに徹さんを見る。店員はしばし凍りついていた。

「どうしたんだよ？」

同僚はオロオロして徹さんに訊いた。

「こんな、**脂まみれの不潔などんぶり**を平気で客に出すような店のものが食えるか。

俺は帰る」

思わず語気を荒げて、徹さんは店を出た。以来、徹さんは本当に外食がイヤになってしまった。

どいつもこいつも不潔だ。俺は、俺がやったことしか信じない。

徹さんの潔癖症は、他人への不信感だけを植えつけて、今も彼の中に居座っている。

仕事中、商談先で出されるお茶にも一切口をつけない。誰が口をつけたか、誰が洗ったか、どんな場所でどんなスポンジを使って洗ったかわからない食器にじかに口をつけるなど、気持ち悪くてできなくなってしまったのだ。だいたい、給湯室というところは、たいてい清掃が行き届いていない。不特定多数が適当に使いまわしているから、ピカピカに磨き上げられたシンクなど見たことがない。茶碗だって、茶渋がついたままのところさえある。そんな薄汚い場所でいれられたお茶など、誰が飲めようか。

もっとも、商談先で儀礼的に出されるお茶に口をつけないくらいは何も問題はない。遠慮深い人だと思われるくらいだ。まさか彼が、出された器が気持ち悪くて口をつけられないなどと考える人は一人もいない。

だが、コーヒーカップにつく口紅にも耐えられなくなり、ちゃんと化粧をしている女性とはデートもできなくなってしまった。

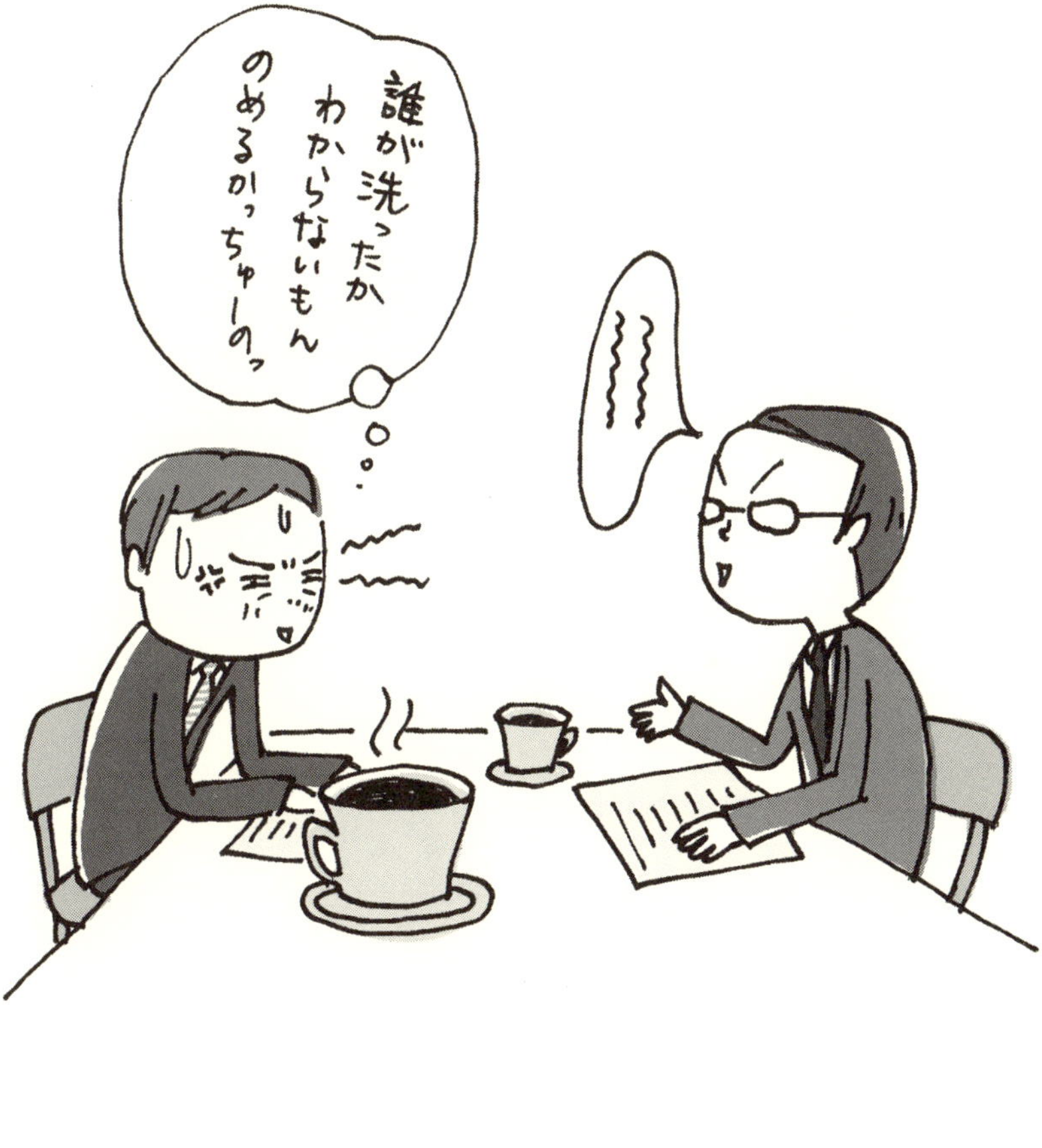
誰が洗ったか
わからないもん
のめるかっちゅーのっ

シルバーが光っていない店には二度と行かない

一人暮らしをはじめて、自炊するようになってからわかったことがあるという智美さん（二十二歳）。彼女も、前述の徹さん同様、外食先の食器にはうるさい人だ。

自分で洗っていてわかったのだが、水道水で流した食器やカトラリー、おたまや鍋などを、そのまま自然乾燥させると、**水滴の跡に水垢が残ってしまう**。それだけ都会の水道水は汚れているのだ。彼女の住んでいるところがマンションということもあって、貯水槽にためられた水を使っていればなおさらだった。

だから智美さんは、洗った食器や鍋はすぐに布巾で拭くようにしている。水滴を残して、水垢のついた食器で食事などしたくないからだ。また、切れこみの入った菜箸《さいばし》やフォークなど、細かい造りで洗いにくく、食べ物のカスが残りやすいものは、ときには爪楊枝《つまようじ》を使ったりして、隅々まで汚れを落とす努力をしている。それというのも以前、適当に洗ったフォークの一部に、汚れが残っているのを発見したからだった。

せっかく洗ったのに汚れを落としきれず、それを知らずにそのままかわかして長時間保管していたことを、自分が使う段になって気づいたときは、けっこう戦慄《せんりつ》が走った。使おうとした瞬間に見つけたら、何もかもがイヤになるような、そんな汚れ。智美さんは二度とそんなことがないよう、食器類を洗うときはていねいに汚れを落とす。

自分が実践しているから、外でもチェックが厳しくなる。こちらはお金を払っているのだから、店側の努力と誠意は必ず見せてほしいものだと思う。智美さんは、割り箸以外の箸やフォーク、ナイフ、スプーンが出てくる店では、決まってそれらをチェックする。外食産業で「シルバー」と呼ばれるこれらフォーク、ナイフ、スプーン類は、汚れが残っていればすぐにわかるし、汚れがなくても、ちゃんと磨いてないとどんよりくもって、**なんとなく薄汚い**感じになるのだ。

ファミリーレストランなどで、テーブルに置かれたかごの中にフォーク、ナイフ、スプーンなどが入っている場合は、そのひとつひとつをよく見る。そして、その中にひとつでも合格点を出せないものがあれば、その場で彼女は席を立つ。代わりを持ってこさせる手もあるが、現在あるものがその店のスタンスを示すと思うから、あえて文句をつけようとは思わない。イヤならそこで食事をしなければいいのだ。

シルバーひとつ満足に洗浄できず、磨くこともしない店など、ろくな店ではないというのが智美さんの持論だ。客が口に入れるものに気をつかわない店の料理など、おいしいはずがないとも思う。おいしくもないものに金を払うのはバカらしい。だから帰る。それが智美さんのポリシーなのだ。

でも本当は、どんよりとくもったシルバーが不潔だと感じているのが一番の理由だった。シルバーというのは、きれいに洗った後でも、何もしないで放置しておくとどんどんくもってしまう。それを彼女は、**空気中のホコリなどを吸い取っている**と思っているのだ。

ホコリにまみれたシルバーで、食事をしたいと思いますか？　それが彼女の言い分だ。

「安い店の意識の低さといったら、それはもう悲しくなるわ。可能なかぎり清潔なものを提供して、気持ちよく時間を過ごしてもらうというのが飲食店の努めでしょう？　それができている店がどれだけあると思う？　本当に、情けないくらい、世間の店は不潔だわ」

たしかに、高級レストランではシルバー類にも細心の注意を払っている。テーブルに並べられるのはピカピカに磨かれた食器とシルバー。グラスだってくもりひとつない。智美さんに言わせれば、それが当たり前で、そういうことが高級レストランでしかできないというのがまちがっているというのだ。

でも、シルバーがくもっているというだけで、その店を徹底的に悪く評価するというのは少し行きすぎではないだろうか。どの店もが、本物のシルバーを使って、それを日がな一日磨いているというわけにはいかない。きれいに洗ってあれば、それで十分ではないのか。

でも、智美さんは納得しない。自宅では、食事の前に、洗ったシルバーはもちろん、箸や食器にいたるまで、**一度空拭きをする**のだという。そんなに手間ではないし、慣れてしまえば、一連の自然な動作としてできるという。それができない店は三流店だというのだ。

智美さんは、自分が潔癖症だとはこれっぽっちも思っていない。このくらいのこだわりは、普通に生活している人なら多かれ少なかれあることだと思っている。それよりも、そういうことに無頓着な人の方が気持ち悪いと言う。

「汚れに鈍感な人は、自分の健康にも鈍感な人。不潔な食事をすることは、自分を貶《おとし》めることにもなるわ。**店にバカにされている**のに気がつかないのよ」

智美さんのこだわりは、揺らがないのだった。

ファミレスのコップで水が飲めない

ファミリーレストランのドリンクバーを試したときのことだった。ジュースやコーヒーのサーバの横に積み上げられたカップを取ると、茶渋がついていた。これはダメとほかのカップを取ると、それにも茶渋。これもダメと、きれいなカップを探したが、どれもこれも薄汚れている。こんなカップでは飲めたものではないと、冷えたお茶に変更して、コップを取り上げてみたら、それも汚れている。どう汚れているのかというと、**コップの縁に口をつけた跡がありありと残っていた**のだ。

信じられない！

あっけにとられたのは美由紀さん（二十五歳）。美由紀さんはそれまで、ファミリーレストランを利用することはほとんどなく、セルフサービスのドリンクバーやサラダバーというのは初体験だった。

友人と入ったファミリーレストランは、都心部の幹線道路沿いのお店。比較的混んでいて、お客の回転が速い店舗だというのはすぐに見て取れた。でも、その割に従業員が少ないのは、人件費削減のためなのだろうと、冷静に観察していた矢先のことだった。

いくら人手が足りないからといって、いくら作業を機械任せにしているからといって、並べられたカップ類がきちんと洗浄されていないというのは**問題外**だった。コップで飲む冷えたドリンク用にはストローが置いてある。ストローを使えば、コップの縁が汚れることはない。ストローを使わずに、コップに直接口をつけて飲むのは子どもか。であれば、この汚れは子どもが飲んだ跡。それがそのまま残っているというのは、ろくに洗っていない証拠だ。

想像すると、美由紀さんは**軽い吐き気**を覚えた。子どもは不潔で、汚いことを平気でする。そんな跡がまざまざと残った目の前のコップで、どうしてドリンクを飲めよう。

まさかと思って他のコップも吟味《ぎんみ》してみると、きちんと拭かれていないから水垢がついたものや、洗浄剤の跡が残っているものなど、**どれもこれも薄汚れていた**。いくら何でもこれはひどすぎる。普通の家庭でも、これほど汚れを放置してはいないだろうと思われるほどひどい食器を出しておいて、これで金を取るというのだから呆れてものも言えない。

ため息をついてドリンクバーにたたずむ美由紀さんを、同行の友人が不審そうに見つめた。

「どうしたの？　どれを飲むか悩んでるの？」

友人はそそくさとコーヒーをカップに注いでいる。それを美由紀さんは目を丸くして見ていた。**こんな汚いカップに口をつけられるんだ**。すごい。

美由紀さんは、食器がこんなに汚いのだから、ドリンクが入ったサーバの中も相当汚いだろうと想像した。ろくに洗浄もせず、次から次へとドリンクを補充している店員の姿が見えるようだ。店員は自分が飲むわけではないから、サーバの中が汚れていようとおかまいなしだ。そういう姿勢でいるのなら、料理だってなんだって、いい加減な状態で出されるのは目に見えている。そんなことを想像したら、この店にあるものにはどれも口をつけられない。

結局、何も選ばずに席に戻った美由紀さんに、友人は首をひねった。

「何も飲まないの？」

コーヒーに口をつけている友人の鈍感さに、美由紀さんは驚きを隠せない。

「あなた、平気なの？」

「何が？」

気がつかなければ、美由紀さんもこの友人同様、機嫌よく食事ができたのかもしれない。けれど、見てはいけないものを見てしまった彼女にしてみれば、たとえタダだといわれても、こんな店では食事はできない。食事どころか、コーヒーひとつ飲めない。

「やっぱりやめよう。ファミレスは……。ほかのお店に行こうよ」

美由紀さんは、それ以上店に留まる気になれず、友人を促して店を出ることにした。

この一件があって以来、美由紀さんはファミリーレストランには入らなかった。どんなに安く食事ができると言っても、不潔な環境でものを食べたり飲んだりすることは許せない。道を歩きながら窓越しにファミリーレストランの中をのぞいては、「こんなところで食事をするなんて」と、清潔さに鈍感な人々を蔑《さげす》んでいた。

それでも、仕事の関係で人と待ち合わせをするとき、適当な店がなくてファミリーレストランを指定されることがときどきあった。そのたびに美由紀さんはほかに店がないか聞きかえすのだが、ランドマークとしてそこしかないと言われると、しぶしぶ入った。でも、そこでは何にも口をつけられない。席について出された水など問題外だ。どうせ、汚れたコップに水道からじかに注いだ水が入っているにちがいない。どうしてそんなものに口をつけられよう。そんなだから、オーダーする気にもなれないのだ。これなら、紙コップでドリンクを出すファストフード店の方が何倍もましだ。

そんなふうにファミリーレストランを忌み嫌っているうちに、美由紀さんは、そういう店で平気で食事をする人々も不潔に感じるようになっていった。最初は、どうしてこんなカップにじかに口をつけられるのだろうと驚きの目で見ていたのだが、そのうち、類は友を呼ぶで、**汚れた食器が平気な人は、その人自体が汚れている**のだと考えるようになったのだ。自分が汚れているから、他の汚れにも鈍感。そんな人とは一緒にいたくないとまで思うようになった。

だから、待ち合わせ場所にファミリーレストランを指定してくる人とは、一緒に仕事をしたくないとも思う。

さすがに、そんなふうに考える自分は少し極端かもしれないという思いはあるのだが、どうしても生理的に受けつけないのだから仕方がない。ひょっとしたら、たまたま友人と入った店が極端にレベルの低い店であって、他の店ではちゃんとしているのかもしれない。なぜなら、いくらなんでも、そんなに多くの人みんながみんな不潔というわけはないだろうから。

だけど、やっぱり鈍感な人は多いようにも思う。自分がきわだって神経質なのではなく、**他の人たちが極端に鈍感なのだ。**食器の汚れも、ろくに見ないから、気がつかないのだろう。

なぜ目をそらしていられるのか、美由紀さんにとっては理解不能だった。

またしてもファミリーレストランで仕事の合間の食事を取ることになった美由紀さん。正直、こんなところで食事をするくらいなら食べないでいる方がましだと思っていたのだが、自分だけがワガママを言うわけにもいかず、仕方なく店に入った。そうして見てみると、お手ふきと同時に出された水に口をつける人は少なくなかった。それを美由紀さんは、苦々しい思いで見つめる。自分の目の前のコップを見ると、やはり**少しくもっている。**こんな汚いコップに入ったものを飲むなんて、やっぱり自分には許せない。

ファミリーレストランへの美由紀さんの不信感は、未だに払拭《ふっしょく》されていない。

水がしたたるレンゲでスープを飲めと？

几帳面な両親の元で育ち、自らも潔癖症だと言う義昭さん（二十七歳）は、めったに外食をしなかった。普通の飲食店では**料理を作っている現場が見えないのがイヤ**だというのが一番の理由だ。ならば調理場がのぞけるカウンター席ならいいじゃないかと言われるが、それでも肝心要の手元は見えない。食材をどのように扱っているのか、それが見えないと、義昭さんは不安なのだ。

というのも、いつも義昭さんの母親は、今日はこれこれの材料を使って、どういうふうに調理して、どんな料理を作るのか、小さいときからその一部始終を義昭さんに見せてきたからだ。母親がそういう面倒なことを習慣にしたきっかけは義昭さんの偏食だったらしいが、物心ついたときにはすでにそれが習わしになっていたので、義昭さんは自分の食べるものについて、自分で確認しなければ気がすまないタチになっていた。

　そのうえ、家族で旅行したり外食をするとき、両親は出された料理の素材についてあれこれと話し、「この季節にこれが出るのはおかしい」とか、「この地方でこの食材は取れない」などと言いあい、結果、**不審なものは食べない**という姿勢を義昭さんに見せつけてきた。

　そんなことをするくらいなら、はなから外食などしなければいいと思うのだが、小学生時代の夏休みなどは、やはり何かしらイベントを行わないと子どもがかわいそうだというので、義昭さんが子どもの頃、両親は頻繁に旅行を企画してくれたのだ。

　けれど、それは結果的に、義昭さんに食のトラウマを植えつけた。大人になってから、**得体の知れないものを食べさせられるのはかなわない**と、義昭さんはほとんど外食をしなくなった。

　義昭さんが外食をしない理由は、食材の問題ばかりではなかった。店内が一点のくもりもなく磨きあげられた店でなら、義昭さんは食事もできた。けれど、カウンターが脂ぎっていたり、床が汚れていたり、厨房が乱雑な店では、どんなに出所のハッキリした良い食材を使っていても、どうしても食事をする気にはなれなかった。義昭さんは、**ホコリひとつもゆるせない潔癖症**になっていたのだ。

だから義昭さんは、外食をしないですむようにいつも弁当を持参した。それは学生時代からはじまり、就職しても変わらなかった。

せっかくの昼休みに、同僚と出かけるわけでなく、オフィスの席で一人、母親の作った弁当を広げている義昭さんに奇異の目を向ける人はいたが、義昭さんは気にしない。彼が外食を拒むのは、度を超したケチだからだという根も葉もない噂をたてられても、あえて訂正しようとはしなかった。言いたいやつには言わせておけばいい。自分がどうして外食が嫌いなのか、その理由を説明してもわかってくれる人は少ないことを、義昭さんは経験から知っていた。持論を主張して理解してもらおうとすると、とんでもないエネルギーが必要で、言うだけ無駄だとわかってしまったから、義昭さんはただ、**笑顔で外食の誘いを断る**。

つきあいの悪いヤツとレッテルを貼られても、そんな彼を愛しいと思う人は現れるもので、ほどなくして義昭さんには恋人ができた。

デートはもっぱら、行きつけの喫茶店。その店は子どもの頃から知っていて、マスターも顔なじみの清潔な店だったから、ここでならコーヒーくらいは飲めるのだった。けれど、そんなデートばかりに今時の女の子が満足するはずもない。誕生日やクリスマスといった特別な日には、高級レストランで食事をする義昭さんだったが、普段は一切、外食しようとしない彼に、彼女は物足りなさを感じていた。

「高級なお店で食事をするのもいいけれど、そんなかしこまったところだけじゃなくて、もっといろんなお店に行ってみようよ」と言う彼女に、正直、義昭さんは困っていた。

どうしてもそこらへんの店には入りたくない義昭さんは、「食事なら、君が作ってくれればいいじゃないか」と言う。すると今度は、若い彼女が困ってしまう。彼女としては、もっと庶民的な感覚で気軽に外食を楽しみたいのだ。

あるとき、彼女がおいしいと評判のラーメン屋の情報を持ってきた。めったにラーメンなど食べない義昭さんにしてみれば、たしかに興味深いことではあったけれど、

その店は清潔なのかということが気にかかった。

「百聞は一見にしかず。試してみれば？」と言う彼女に促されて、義昭さんは中央線沿線のそのラーメン屋に行くことにした。

着いてみると、そこには店の外にまで長い列ができていた。さすがに評判の店というだけのことはある。列を作ってまで食事をしたことのない義昭さんには、多少の違和感はあったものの、愛する彼女が胸を躍らせているのだから仕方がない、つきあってやるかという気持ちだった。

それから三十分ほど待って、義昭さんたちは念願の店のカウンターに腰掛けた。正直、店の中は義昭さんが合格点を出せるような状態ではなかった。カウンターはそれなりに拭かれているけれど、それでもよく見ると、前の客が食べた**ラーメンの汁が飛び散っている**。

でも、仕方がない。義昭さんは大きなため息をついていた。

でも、仕方がない。義昭さんは覚悟を決めてラーメンを食べることにした。今少し我慢をすれば、彼女が喜ぶのだから。

そして二人が頼んだラーメンが出てきた。彼女が箸立てから割り箸を取ってくれた。しかし、スープを飲むためのレンゲがない。「レンゲがないよ」義昭さんが言うと、店の人が少し離れたところからレンゲの入った入れ物を取ってくれた。それを手にしたときだった。義昭さんはまだ手をつけていないラーメンを前にいきなり席を立った。

「**やっぱりダメだ**。出よう」

義昭さんは彼女の腕を取ると、そそくさと店を後にした。何が何だかわからない彼女は、義昭さんの行動を責めた。

「私、まだ一口も食べてないのに！」

「何が有名店だ。**あんなところで飯が食えるか！**」

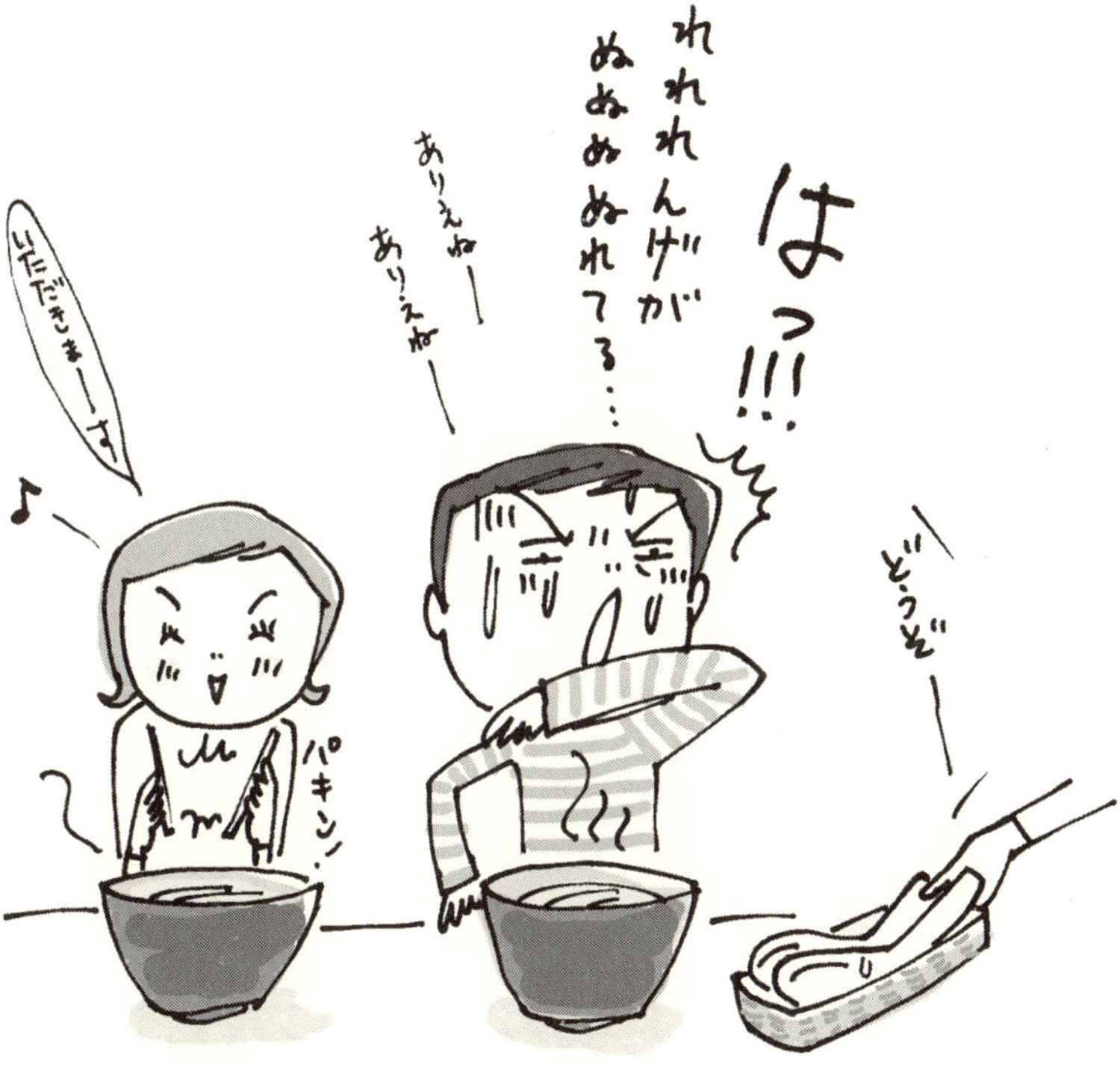

どうぞー
はっ!!!
れれれんげが
ぬぬぬぬれてる…
ありえねー
ありえねー
いただきまーーす
パキン!

義昭さんは店を出た理由を彼女に説明した。理由はひとつ。**レンゲがぬれていたのだ。**

洗った食器を拭きもしない。水がしたたったまま入れ物に入れて、不潔だとは思わないのか。レンゲがそうなら、どんぶりだってちゃんと拭いてないだろう。実際、カウンターにはどんぶりのぬれた跡がついていた。それでなくとも我慢していたのに、これはもう限界だ。**不潔だ。不潔だ。不潔きわまりない。**

彼女は首をひねった。どうして食器がぬれているだけでそんなに怒るの。ちゃんと洗ってあるのだからいいじゃない、と。

その言葉が義昭さんをさらに憤らせた。**洗ったものをちゃんと拭けないような人間は、その前の洗うことだって手を抜く**ものなのだ。そう考えたら、あの店は食器も食材もちゃんと管理できていないにちがいない。そんな店のものをうまいと喜んで食べるなんて、自分には理解できない。

これまでの我慢を一気に爆発させた義昭さんを見て、彼女には合点がいった。彼が外食をしなかったのは、この並はずれた潔癖症のせいだったのだ。これからこの人とつきあっていくのは想像以上に大変なことにちがいない。

彼女は、「私には、あなたのその異常な考え方についていく自信がありません」と言うと、義昭さんに別れを宣告した。

義昭さんにしてみれば、彼女との別れは悲しいことではあったけれど、だからといってそれほど執着することでもなかった。性格が合わないのだから仕方がない。もし無理をして彼女とのつきあいを続けたとしても、どこかでまた我慢できないことにぶち当たるだろう。自分がイヤだと思うことを、相手もイヤだと思ってくれなければ、末永くつきあうことなどできない。そういう意味では、早いうちにお互いの感覚がちがうことがわかってよかったとも思う。

ぬれたレンゲでも平気でラーメンのスープが飲めるようなデリカシーのない女など、こちらから願い下げだ。

にぎり寿司がどうしてもダメ

母が作るおにぎりは食べられる。けれど、他の人が握ったおにぎりは食べられない。だからもちろん、にぎり寿司など食べられないというのが美咲さん（二十四歳）。

実は子どもの頃、寿司は美咲さんの大好物だった。何かお祝い事があるたびに出前でやってくる寿司は、色とりどりの見栄えも手伝って、心躍る食べ物だった。それが食べられなくなったのは、大人になって、出前ではなく、寿司店に足を運んでからだった。

大学の進学祝いで父が連れていってくれた寿司屋。カウンターで握りたてを食べるのは初めてだったので、美咲さんは少し緊張して店に入った。そこで父は、「寿司は箸ではなく、手でつまんで食べるものだよ」と教えてくれたので、美咲さんは出されたおしぼりでていねいに手をぬぐってスタンバイ。カウンターの中の板前さんの動きを、わくわくしながら見守っていた。

ところが、美咲さんはそこで、見なくてもいいものに目をとめてしまったのだ。それは、目の前に立った親方の**指先についた小さな傷**だった。包丁の先で切ってしまったのだろうか、傷口は小さいものの、はっきりそれとわかる。それを見た瞬間、美咲さんは何となく**イヤな感じ**がした。

寿司はすべてが手で握られるもの。それなのに、その手に傷があるなんて……。

血が出ているわけではないし、痛みもないから放っているのだろうけれど、どうしても美咲さんには**傷口のほのかな赤い色**が気になってしまう。見つめているうちに、その傷口から何か体液が流れているような想像さえしてしまった。

そんなことを考えているのだから、「はいよ！」と威勢よく出された寿司を、そのまま口に入れるのははばかられた。隣に座った何も知らない父はおいしそうに寿司をほおばる。でも、美咲さんは躊躇したまま。

「うまいぞ」と、美咲さんをいぶかしげに見る父に、美咲さんは複雑な顔を向けた。

「これは、食べられない」

何とか目で訴えるものの、美咲さんがそれを食べられない理由が、まさか親方の手の傷が不潔だからと伝わるはずもない。結局その日は、お腹の調子が悪くなったと言って、せっかくの父の好意を無にしてしまった。

以来、美咲さんはすべてのにぎり寿司を食べられなくなってしまった。おいしいということはわかっているけれど、それを作る人の手がどこまで清潔か知れたものではないと思うから、どうしても食べる気になれないのだ。それどころか、今まで食べてきた寿司の中にも、汚れた手で作られたものがあったかもしれないと思うと、**思い出すだけで吐き気がしそう**だった。

これをきっかけに美咲さんは、直接手で作る料理がダメになったのだ。おむすびも同じだ。目の前で母が作るのは不思議とイヤだとは思わないが、ほかの人の手に触れたものは食べられない。コンビニのおむすびも、「手作り」と表示されているのはイヤだと思っていたのだが、どれも製造過程で直接人の手は触れないということを知ってからは食べられるようになった。寿司も、ロボットが作るものならば食べられるのかもしれないが、酢飯を握るだけでなく、ネタとなる魚は職人さんが切らざるを得ない。その所作も美咲さんには許せない。**素手でネタにべたっと張りつく職人さんの手**。あの手がなければ、刺身も美味しく食べられるのに……。ということで、やっぱりどんなところでも寿司は食べられない。

これが高じて、美咲さんはいろいろなものが食べられなくなっていった。肉屋のコロッケも、タネを手で整形するというのに気づいてから、不潔だと思うようになった。ハンバーグもそうだ。加熱するのだから大丈夫と、いくら自分に言い聞かせても、生理的に受けつけない。だから焼き鳥もダメ。肉を直接手でつまんで串に刺すのだと思うと、それを食べる気にはなれない。あるときには、高級料亭の料理が紹介されているテレビ番組で、鰯のつみれを手で握って整形しているのを見て、吐きそうになったこともある。

人の手は汚い。そう思いこんでしまったら、もうどうにもならなくなってしまった。

そのため、美咲さんはめっきり外食をしなくなった。特に和食は、直接手を触れる料理が多いので、どんな高級店に誘われても行こうとはしない。**母と自分以外の人の手は完全には信用できない**というのが美咲さんの考えだ。

しかし、この考えを突きつめていくと、何も食べられなくなってしまう。食材に手を触れずに調理をするのは不可能だからだ。どんな料理でも、必ず作り手の手が触れる。それがイヤだといってしまったら、外では何も食べられなくなる。

実際その通り、美咲さんは外で食べられるものがなくなっていっている。自分で料理をするようになって、必ずどこかで、素手で食材をさわるのだとわかってしまったからだ。今のところ、なんとか食べられるのはコンビニなどで売っている総菜。オートメーションで作られているので、手でベタベタさわることがないというのが救いだ。

しかしそれもこの頃あやしくなってきている。というのも、コンビニの総菜は清潔に作られてはいるけれど、その分、はめた手袋に消毒用アルコールをたっぷり浸しているのだと、かつてそういう工場でアルバイトをした人から聞いたからだ。その人は、「いくら清潔だと言っても、あんなに**アルコールたっぷりの食べ物**なんか、気持ち悪くて食べられない」と言った。

この事実も、想像すると気持ちが悪い。というわけで、美咲さんは実家以外での食事は一切しなくなってしまった。

大皿料理のじか箸が耐えられない

一人っ子の冴子さん（二十五歳）は、大勢で飲食するのが苦手だ。特に大皿料理や鍋物が大の苦手。取り合いになるとまず勝てないし、何よりじか箸がイヤなのだ。

冴子さんの家庭では、料理は一人分ずつ小分けにして出される。料理好きの母は、何品もの料理を作るので、それらが食卓に並んだ様はまるで会席料理のようだ。

そういう料理を冴子さんは毎回、時間をかけて食べる。一人っ子で、幼い頃に食が細かったこともあって、食べられるときに好きなだけ食べなさいという母は、冴子さんがいつまでも食べていても怒らなかった。だから、競争にはめっぽう弱い。

加えて、非常に神経質だ。実家では大皿料理が出なかったせいもあるだろう。とにかく、人が箸をつけた料理にはいっさい、手が出せない。

口に入れる**箸の先にはその人特有のばい菌がついている**。それを料理の中に突っこむなんて、とうてい許しがたいことなのだ。料理を取り分けるなら、取り分け用の箸を別に用意するべきだと思っているから、じか箸にならざるを得ない鍋などは決して食べられない。

では、冴子さんの実家では鍋は食べなかったのかというと、そんなことはない。普通の家庭のように鍋も食べるが、必ず取り分け用のおたまがあった。父も母も、決してじか箸はしない。

こういう環境が冴子さんを必要以上に神経質にしてしまったのだろう。加えて、人と食事をする機会が増えれば増えるほど、他人の所作が気にかかり、彼女の潔癖症はエスカレートしていった。

冴子さんの職場は営業部門なので、月末には決まって目標達成のお祝いパーティが開かれる。外に食べに行くのではなく、出前の寿司を取ってオフィス内で開かれるのだが、冴子さんはこれがイヤなのだ。

大きな寿司桶に入った寿司。これを何人もの人がじか箸でつまむ。みっちり並んだ寿司を取るのだから、どうしても**隣の寿司に箸が触れてしまう**。それを見ると、冴子さんは目の前の寿司がひとつも食べられなくなるのだ。

「同じ料金を払うのなら、一人前ずつの折り詰めにすればいいのに」というのが冴子さんの本音だが、ワイワイと楽しそうに寿司をつまんでいる人たちを見ると、そんなことはとても言いだせない。

パーティで寿司をひとつも食べられない冴子さんは、月末はいつもお腹を空かせて帰宅する。

忘年会も悲惨だった。冬場の飲み会といえば鍋が定番。どんな鍋だろうと、多くの人はじか箸で鍋をつつく。そんなものを食べられるわけがない。みんなと同じ会費を払っているのに、食べられるのは小皿に入った突き出しだけ。鍋とは別に注文された料理も、誰かの箸が直接延びた瞬間に、もう食べられなくなってしまう。

「みんなどうして平気なの？　**人がなめた箸が突っこまれてるのよ**。汚いと思わないの？」

こう言う冴子さんが特にじか箸に抵抗を感じるのは、外食に使われている割り箸だ。塗り箸とちがって割り箸は、多くの唾液を吸収していそうに見える。その証拠に、割り箸には料理の色がくっきりとつく。水分を吸収しやすい割り箸はそれだけ、人の唾液やばい菌も吸収しているにちがいない。

「つまり、じか箸をするということは、**その料理に唾液を混ぜる**ということでしょう？　……ああ、想像しただけで気持ち悪くなってきた」

ブッフェスタイルならば、人はちゃんと取り分け用の箸やトングなどを使うのに、どうして居酒屋料理になると気軽にじか箸をするのだろう。

あるとき、社内の宴会で冴子さんは幹事を任された。自分が食べられるスタイルにするのなら中華がいいと、それまで宴会では使ったことのない店を選んだ。中華料理は大皿だけど、高級な店ならば取り分け用の箸がちゃんとついてくる。冴子さんは久々に浮き浮きしていたのだが、いつになく気どった店での宴会は、同僚には不評だった。それどころか、信じられないことに、酔いがまわるうち、大皿にじか箸をする人が現れたのだ。

取り分け用の箸があるにもかかわらず、冴子さんの正面に座った女性が、自分の箸を使って、料理を小皿に取り分けたのだ。これには冴子さんも我慢がならなかった。

「汚いじゃない！」

気がついたときにはすでに叫んでいた冴子さん。一瞬その場が静まった。

「自分の箸で人に料理を分けるなんて、不潔よ」

押し殺した声で正面の女性に文句を言うと、言われた女性はきょとんとしている。それをみんなが不思議そうに眺めている。

その場の雰囲気にいたたまれなくなった冴子さんは、思わず席を立ってしまった。

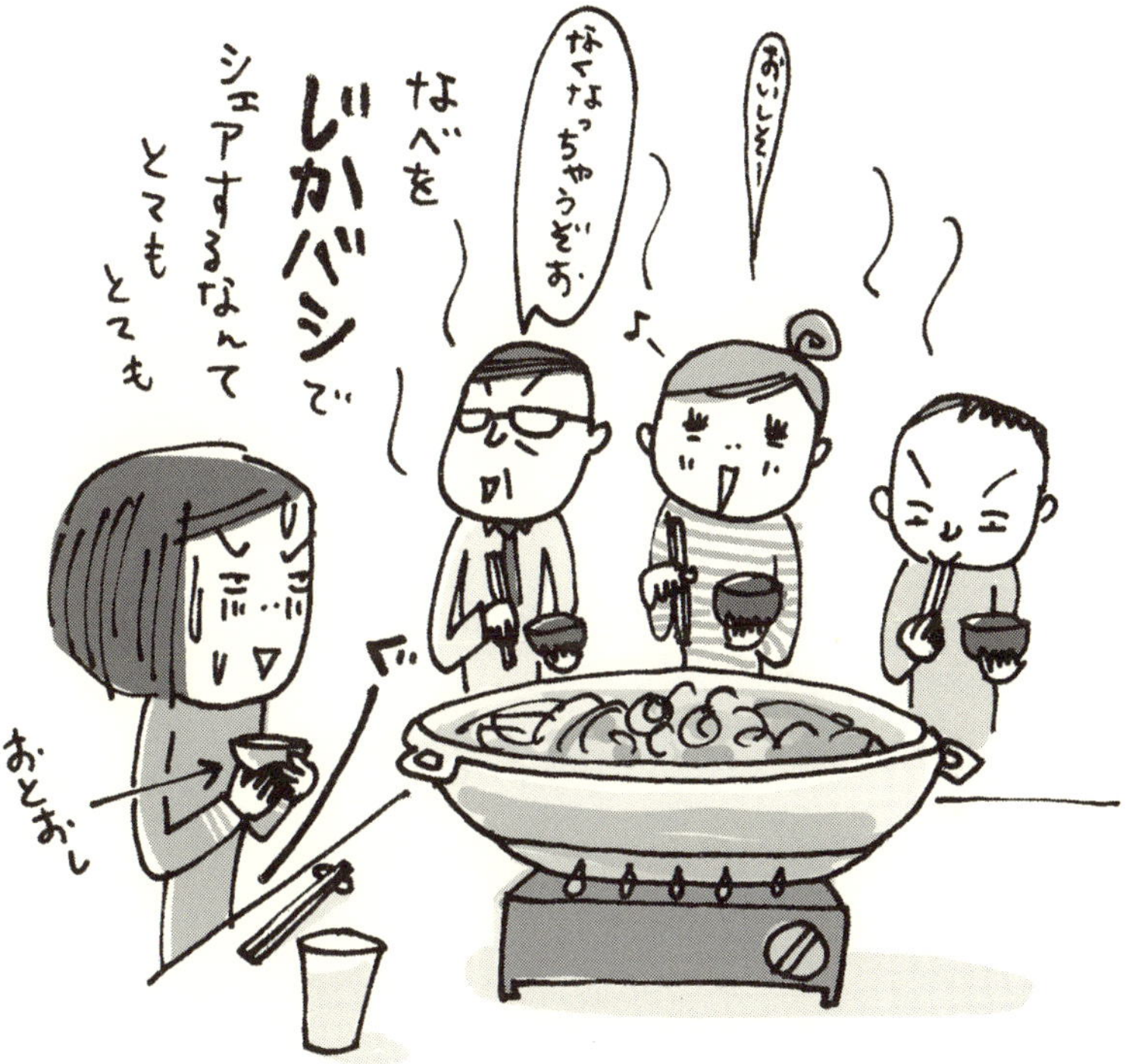
おいしそ〜
なくなっちゃうぞお
なべを
じかバシで
シェアするなんて
とても
とても
おとおし

「**不潔な人間**と食事なんかできるもんか！」冴子さんは一人、怒りに震えながら駅への道を小走りに走っていた。

この一件以来、冴子さんが幹事を任されることはなくなった。相変わらず社内の飲み会には顔を出すものの、やっぱり人の箸の動きは気になるし、人の箸が触れた料理は食べられない。でも、小皿に入った突き出しをもそもそ食べている冴子さんを気にする人は一人もいないし、相変わらず社内の人はじか箸で料理を食べている。

「飲み会は我慢大会よ。**目の前で繰り広げられる不潔なやりとり**を、じっと我慢して見ているの。私は何も食べられないから、会費を払うのがだんだんイヤになってきたわ」

無頓着な人に冴子さんの苦悩はわからない。一生懸命説明して、理解してもらおうとしたこともあるけれど、わかってくれる人はいなかった。どんなにイヤかを訴えても、「そんなの関係ないね」とか、「気にしすぎよ」と返されることがほとんどだった。

冴子さんの我慢大会は今も続いている。

3

どこもかしこもキレイでなくちゃ！

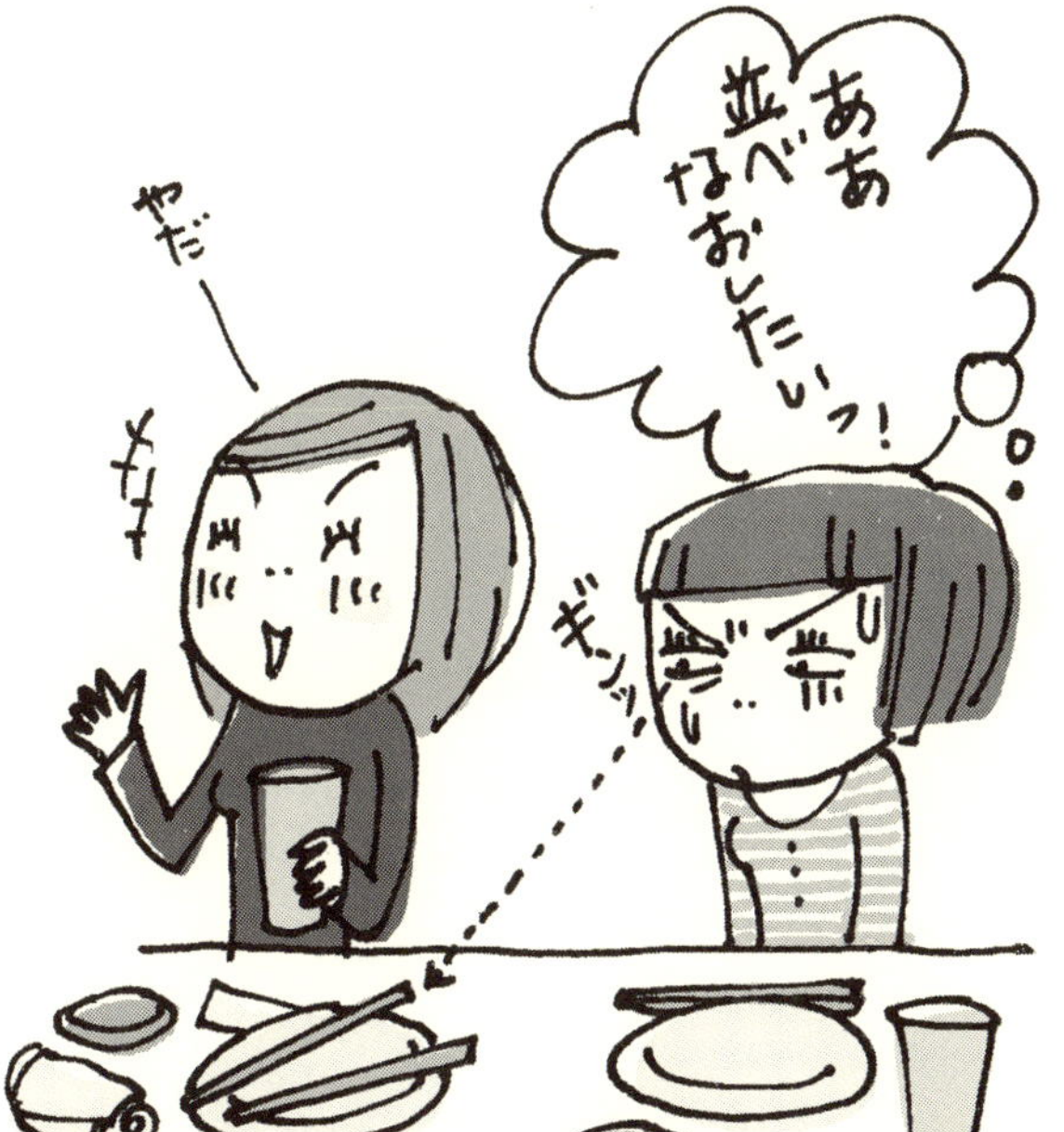

整理整頓は生活の基本

新聞社に勤める正樹さん（三十一歳）は整理魔だ。

新聞社のデスクというのは、程度の差こそあれ、たいていは机の上に資料が山積みになっているものだが、正樹さんの机の上にはパソコン以外、何もない。乱雑な編集部の中では、何も置かれていない正樹さんのデスクが異様に映る。

ろくに仕事してないいんじゃないか。古いタイプの記者なら、正樹さんのデスクを見てそう思うかもしれない。けれど当の正樹さんに言わせると、それはまったく正反対だ。「**整理整頓のできないやつは、ろくな仕事ができない**」。それが正樹さんの信念なのだ。

実は正樹さんは、整理整頓に厳しい家庭で育った。実家などは、まるで生活感がないほどに片づけられているという。父も母も几帳面で、兄弟もそれにならう。そんな環境だったから、就職して一人暮らしをはじめても正樹さんの性格は変わらなかった。

新聞記者という、時間に不規則な仕事をしているのに、自宅はいつも、完璧なまでに片づいていた。棚に置かれたものは、どんなときでも寸分たがわぬ場所に戻される。見えるところばかりでなく、整理ダンスの中も、几帳面にたたまれた衣類がきちんと整列しているのだ。とても男性の一人暮らしの部屋とは思えない。

「片づけなんて難しいことじゃない。決まったところに決まった形で収納するだけ。そのルールを守っていれば散らかることはないし、不要な物が増えることもない。僕に言わせれば、**片づけられないという方が不思議**だね」

その言葉通り、冷蔵庫の中もきれいに整頓されている。外食が多いからそんなに多くの食材が入っているわけではないが、まるでスーパーの陳列棚のように美しい。見えないところにもこれだけ気を配るのだから、見えるところがどれほどきれいか想像できよう。モデルルームのようにホコリひとつなく、テレビのリモコンさえテーブルの定位置に真っ直ぐに置かれている。ここまで隙《すき》なく片づけられていると、雑然とした空間に慣れている人間にはくつろげないだろう。

しかし正樹さんにはこの状態が日常だ。こうでないと落ち着かない。そんなだから、古く変色した資料が積み上げられている自分の職場は、まるでゴミためのようで居心地が悪いのだ。

特に隣の先輩の机が正樹さんにはたまらない。無造作に積み上げられた本や紙類がほこりをかぶったまま放置され、まるで砦のようだ。席に着くと顔が見えない。さらに、吸い殻が一杯の灰皿と、何かを走り書きしたメモが散乱していて、机の上には空いたスペースがない。これでは仕事はできないだろう。実際、この先輩は、原稿を書くときにはノートパソコンを持って、打ち合わせ用のテーブルを使っている。

不潔きわまりないゴミためと化した先輩のデスクは、どこに何があるのか本人にもわからなくなっていて、その山に触れたら、一気に雪崩を起こしそうだ。正樹さんはいつもこの机の隣で、落ち着かない日々を送っている。

あるとき、積み上げられた紙の間を、半透明な小さな虫、シミがうごめいているのを発見したときには、思わず叫び声を上げそうになった。シミは古い紙が好きらしく、古本の間などでよく見かけるが、小さいし、特に害のあるものではない。しかし、正樹さんにとっては巨大なゴキブリにも等しく見えたようだ。

「先輩、いい加減に片づけてください！　**虫がわいてます！**」

正樹さんは文句を言ったが、当の先輩は「これだけ紙がたまっているんだから、虫のひとつもわくだろうさ」と素知らぬ顔。正樹さんは一人でイライラするばかりだ。

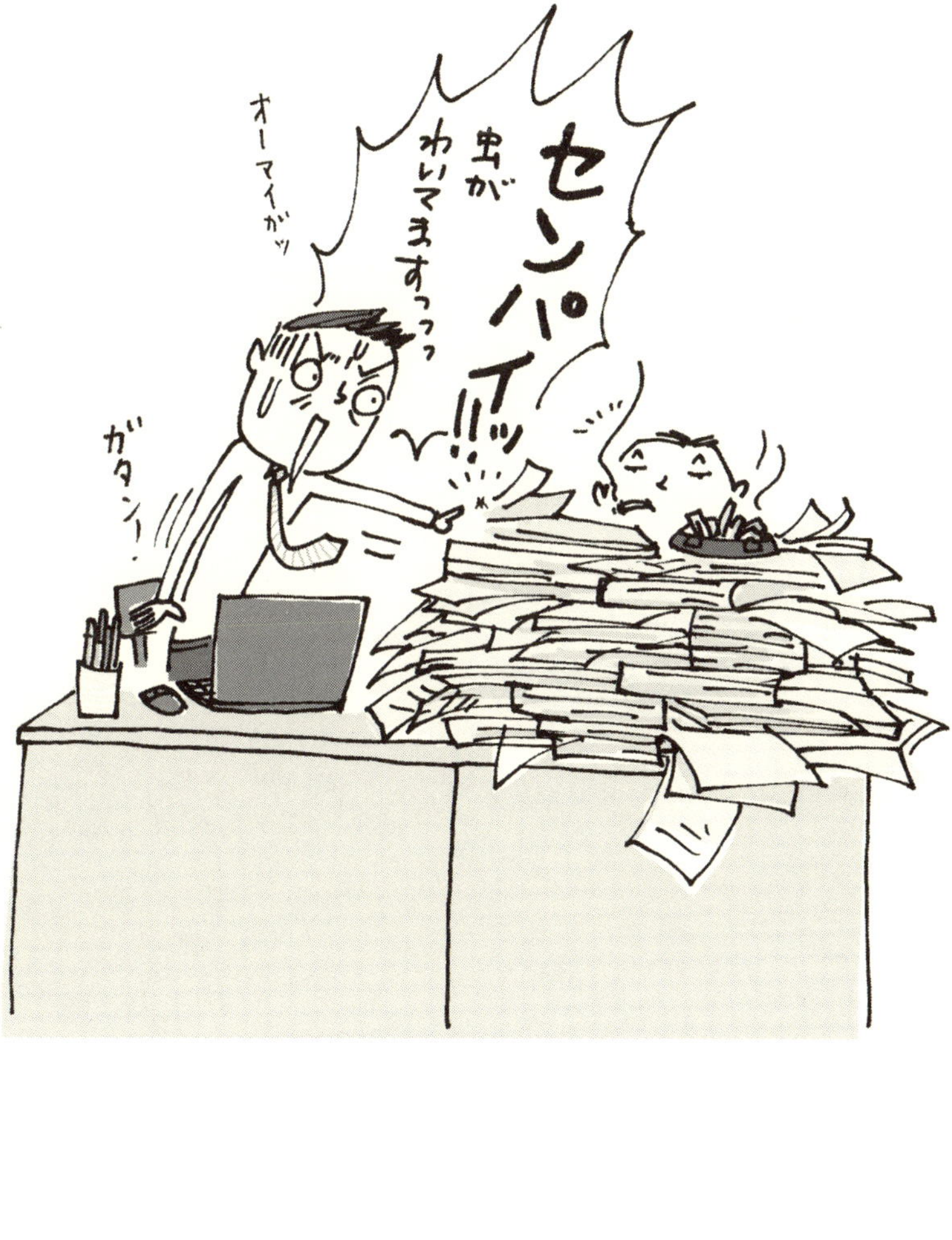

センパイ!!ッ
虫がわいてますっっっ
オーマイガッッ
ガタン!

年末、社内の大掃除の日、我慢に我慢を重ねてきた正樹さんはとうとうキレた。先輩の机の上のものは全部ゴミ。積み上げていたって使う資料はないのだから、全部捨ててやれと思ったのだ。ゴミ袋を片手に砦を崩していくと、その紙の量は相当あった。捨てても捨ててもデスクが見えてこない。よくもこれだけためられるのもだと呆れながら、感心もしてしまった。いったい何年分のゴミがここにたまっているのだろう。

一切合切を捨てて、できあがったのは四十五リットル入りのゴミ袋五つ。もしかしたら必要なものもあるかもしれないと思うので、そのまま捨てるわけにもいかず、一応中身を先輩に確認してもらうことにした。

全員総出の大掃除をさぼっていた先輩は、自分のデスクに戻ってきて絶句した。

「俺の机、誰がこんなことしたんだ?」

正樹さんは五つのゴミ袋を示して、「必要なものがあったら、ここから探してください。これからは机の上にものを積み重ねないでください。**不潔ですから**」と宣言した。

しかし、正樹さんの思いは通じなかった。「俺に必要なのはこの紙全部なんだ。俺には砦が必要なんだよ」。そういうと先輩は、正樹さんがゴミ袋に投げこんだ書類をひとつひとつ取り出し、再び机の上に積み重ね、正樹さんの机との間に以前と変わらぬゴミの砦を築いてしまった。

元の木阿弥。どんな理由があるにせよ、これ以上**ゴミの隣で仕事なんかできない**。

先輩の性癖がわかったからといって、それを許容する度量は自分にはない。

迷ったあげく、仕事に支障を来すという理由で、正樹さんは席替えを願い出た。他はともかく、せめて自分の両隣くらいはそこそこ整頓された机であってほしい。

上司は最初、どこであろうと仕事ができなきゃ記者じゃないと、正樹さんの嘆願を突っぱねていたが、正樹さんの苛立ちが目に見えるようになってから、しぶしぶ席替えに応じた。たしかに、上司から見ても正樹さんの先輩の机はひどい。上司も形ばかりは注意をしたが、問題の机は相変わらずで、正樹さんは決して近寄れないという。

タテのものはタテに！

加奈子さん（三十歳）も大の整理魔。特に気にしているのが、物の配置だ。自分が美しいと思う配置に整えたものが、少しでも斜めになっていたりすると許せない。

たとえば筆立て。それまで四角いものを使用していたのだが、他の人が手をつけるたびに向きが変わるのがわずらわしいので、縦横のない円形の物を自分で買ってきた。誰かの机の上に置かれたレポートが斜めになっていると、**無意識のうちに縦横をそろえていたりする**。

なかでもコピー室に入ると、加奈子さんの**整理整頓魂が爆烈**する。棚に置かれたコピー用紙を片っ端から整えていくのだ。どれもこれも角をきちんと合わせ、きちんと棚に並べ直す。たった一枚コピーを取りに来ただけなのに、棚の整理の方に時間を費やすこともたびたびだ。

どうしてみんな、こんなに乱雑にするのだろう。ちょっと気をつければいつもきちんと気持ちよく使えるのに……。加奈子さんはあちこちの棚を整理しながら、雑然としたオフィスにイライラしていた。

加奈子さんには**「斜め」が許せない**のだ。四角いものは縦横をきちんとそろえておくために四角なのではないか。それを斜めにおいてあっちこっち飛びださせたら角がつぶれてしまう。何より美しくない。そう思っているから、席を立った人の机の上に書類が乱雑に置かれているのもイライラの元になるのだ。

加奈子さんは決して縦横を崩すことはない。パソコンを使うときもキーボードは定位置。何か書類を書くときには、目の前のキーボードを真っ直ぐにずらして、真っ直ぐに置いた書類に正しい姿勢でものを書く。彼女の場合、ふと置いたペンが斜めに放置されることは決してない。

ここまできっちりしている彼女にとって、新入社員男子の一人が天敵になった。彼は、棚から出したファイルを元に戻せないのだ。いつも机の上に複数のファイルが雑然と放置されている。

見かねた加奈子さんが文句を言うと、彼はいつも面倒くさそうに、ファイルの見出しも確認せずに適当にそれを棚に投げ入れる。すると加奈子さんは苦々しい思いで整理し直す。

「出したものを元あった場所に戻すのが、どうしてそんなに面倒くさいわけ？　縦のものを縦に、横のものを横にそろえるのが、どうしてそんなにできないわけ？」

加奈子さんの怒りは収まらない。

加奈子さんのこのこだわりは、どこにいっても変わらない。たまに同僚と居酒屋などで飲食するのだが、そのときも加奈子さんは鍋奉行ならぬテーブル奉行になる。出された皿を、彼女はひとつひとつきちんと隙間なくきれいに並べ直す。

いつも一緒の同僚は、加奈子さんのその癖を知っているから何とも思わないが、初めての人には少し驚かれる。たしかに、並べ直した方がテーブルに乗る皿の数は増えるけれど、新しい皿が来るたびに全部の皿の配置を直さなくてもいいじゃないかと思うのだ。けれど、そんなことは加奈子さんには通用しない。**皿の縦横がきれいにそろってこそ、食事もおいしくいただける**と信じているのだから。

そんな加奈子さんだから、許せないのが社内で行われる飲み会だ。団体で飲みに行くと、テーブルの上が乱雑になる。何人分もの皿や箸が、そこここで斜めに置かれて放置される。加奈子さんとしてはそれを**端から並べ直したい**のだが、参加人数が多いとそうも言っていられない。加奈子さんはいまいましい思いで、落ち着かない。

場が盛り上がり、みんなの酔いがまわるにつけ、その乱雑さはひどくなる。誰のものかわからない飲みかけの酒のコップが放置され、箸があちこちに散乱する。我慢の限界を超えた加奈子さんは、酔っぱらいの間をまわってテーブルの上を整理しはじめる。

加奈子さんをよく知る同僚は、彼女がこの行動に出るとそろそろ二次会へ向かう合図なのだと笑う。毎度、同じパターンで動きはじめる加奈子さんは、どんな時計よりも正確らしい。これも潔癖症のなせるワザなのだが、他の人には「変な癖」としか思われていない。

まわりに何と思われようが、自分がイヤなことは放置できない加奈子さん。そんな彼女だから実は、電車の中でもイライラすることがある。七人掛けの椅子に中途半端に六人が腰掛けていたり、**斜めに座って**一人で二人分のスペースを独占している人を見ると、一言注意したい衝動に駆られるのだ。でも、本当に声をかけるほどの勇気はない。見苦しいと思いながらもぐっと我慢する。

みんながルールを守って、きちんと座れば美しく収まるのに、どうしてそれができないんだろう。

加奈子さんは人々のいい加減さに腹を立てると同時に情けなくなる。

加奈子さんに言わせれば、自分は特別潔癖だというわけではないそうだ。縦横をそろえて配置することは基本中の基本であって、それをできない人の方がどうかしている。乱雑であることに平気な人は、感性が麻痺《まひ》している。そんな人は〝**お里が知れる**〟というもので、ろくな教育を受けてこなかった人なのだと蔑《さげす》む。そして、そんな人の何と多いことか。

加奈子さんは今日も、外を歩くたびにイライラの種を見つけている。

髪の毛一本で大掃除

花粉症の恵利さん（二十八歳）は、一日二回は掃除機をかけ、一日に四、五回は部屋中にモップをかける。もともと掃除好きではあったが、結婚して、専業主婦になってから、その傾向に拍車がかかった。

恵利さんが頻繁に掃除をするようになったのは、三年前に花粉症を発症したのがきっかけだった。窓や玄関をあければ、その都度、花粉が部屋の中に進入してくる。花粉を吸いこめば自分が苦しくなるから、そのたびに掃除機をかけていたのだが、掃除機だけでは排気でホコリを舞い上げてしまうというので、モップも活用するようになった。モップならホコリを舞い上げることがない。いつも傍らに置いて、**暇さえあればモップをかけていた。**

それなのに、春が過ぎても鼻のむずむずは解消されない。花粉の季節は過ぎたはずなのにと、アレルギー外来に行ってみると、アレルゲンに敏感になった恵利さんは、花粉だけでなくハウスダストにも反応するようになっていた。

医者は、こまめに部屋を掃除することと、空気清浄機を活用することを勧めた。

掃除ならこまめにやっていると思っていたが、それでも足りないというのなら、どんなふうに掃除したらいいのだろう。そういえば、フローリングの床にはモップをかけても、カーペットの部分はそうはいかない。もしかしたらそこにたまったホコリがよくないのかもしれない。

恵利さんは病院から帰ると、すぐにカーペットを取り去り、部屋中を徹底的に掃除した。本当に、ホコリ一粒もないくらいに掃除をしたのだ。

けれど、それだって、部屋の中で人が動きまわれば、いつの間にかホコリはまた発生してしまう。恵利さんと**ホコリとの終わりなき戦い**がはじまった。

結婚して、部屋の中で複数の人間が動きまわるようになってから、ホコリとの戦いはエスカレートしていった。掃除をして、自分はじっとしていても、夫が動きまわればホコリが舞う。恵利さんは夫の後をついてまわるように掃除をして歩く。その様子に、「俺はそんなに汚いのか」と、さすがの夫も文句を言いだした。

しかし、何と言われようと動けばホコリが舞うのは致し方ない事実なのだ。なにしろ恵利さんは、夫が歩きまわるたびに髪の毛が落ちるのに気がついたのだから。もちろん、掃除をしていれば自分の髪の毛が落ちているのも発見する。そうすると恵利さんは狂ったように大掃除をはじめるのだ。

髪の毛一本とあなどるなかれ。一本発見したら、部屋の中に一〇本は落ちていると恵利さんは言う。**髪の毛が落ちると、そこにはホコリがまとわりついてダニがわく**。事実はどうあれ、恵利さんはそう信じている。ダニの死骸、ダニの糞がそこここにまき散らされることになったら、自分のアレルギーはもっとひどくなるし、**何より気味が悪い**。清浄な空気の中で暮らしたいと思う恵利さんにしてみれば、いつまでたってもホコリとの追いかけっこできれいにならない現状はつらい。

いくら掃除をしてもホコリが消えることはない。ということは、無数のアレルゲンが部屋中を飛散しているということだ。正直、やってもやっても終わりのない戦いに、恵利さんは疲れを感じることもあるけれど、それでもやらないわけにはいかない。

「いつも部屋がきれいなのはいいけど、すこし神経質すぎやしないか？」

夫の言葉に、恵利さんは断固、抵抗する。

「あなたがバタバタ動きまわるから、私が掃除をしなきゃいけないのよ。もっと静かに生活してくれない？」

夫が酔って帰ってきたときなどは、決まってこんなケンカをする。

「もう十分、きれいだと思うよ」

「全然、きれいじゃないわよ！」

恵利さんはそう言いながら、またもや廊下に**一本の髪の毛**が落ちているのを目ざとく見つけ、すべての部屋にモップをかける。それが深夜であろうと早朝であろうとおかまいなしだ。

恵利さんにとって困ったことが起きたのは、冬のことだった。一粒のホコリも許せない恵利さんは、部屋の中にホコリがたまるような物は何一つ置いていなかった。つまり、カーペットは御法度《ごはっと》、ソファは革張り、どんなに床が冷たくても、小さな絨毯《じゅうたん》ひとつ置かないでいたのだが、あるとき、夫の実家からこたつが送られてきてしまった。部屋の寒さに耐えかねた夫が、実家でグチでもこぼしたのだろう。そんなに寒いならと、夫の母が勝手にコタツを送りつけてきたのだ。

正直なところ、寝具ひとつだって綿ぼこりの発生源だと厄介に思っている恵利さんにとって、さらにホコリを量産する**コタツは悪**以外の何物でもない。恵利さんとしては、こんなものは使わずに納戸へ押しこめておきたかったのだが、コタツ大好きの夫には通用しなかった。

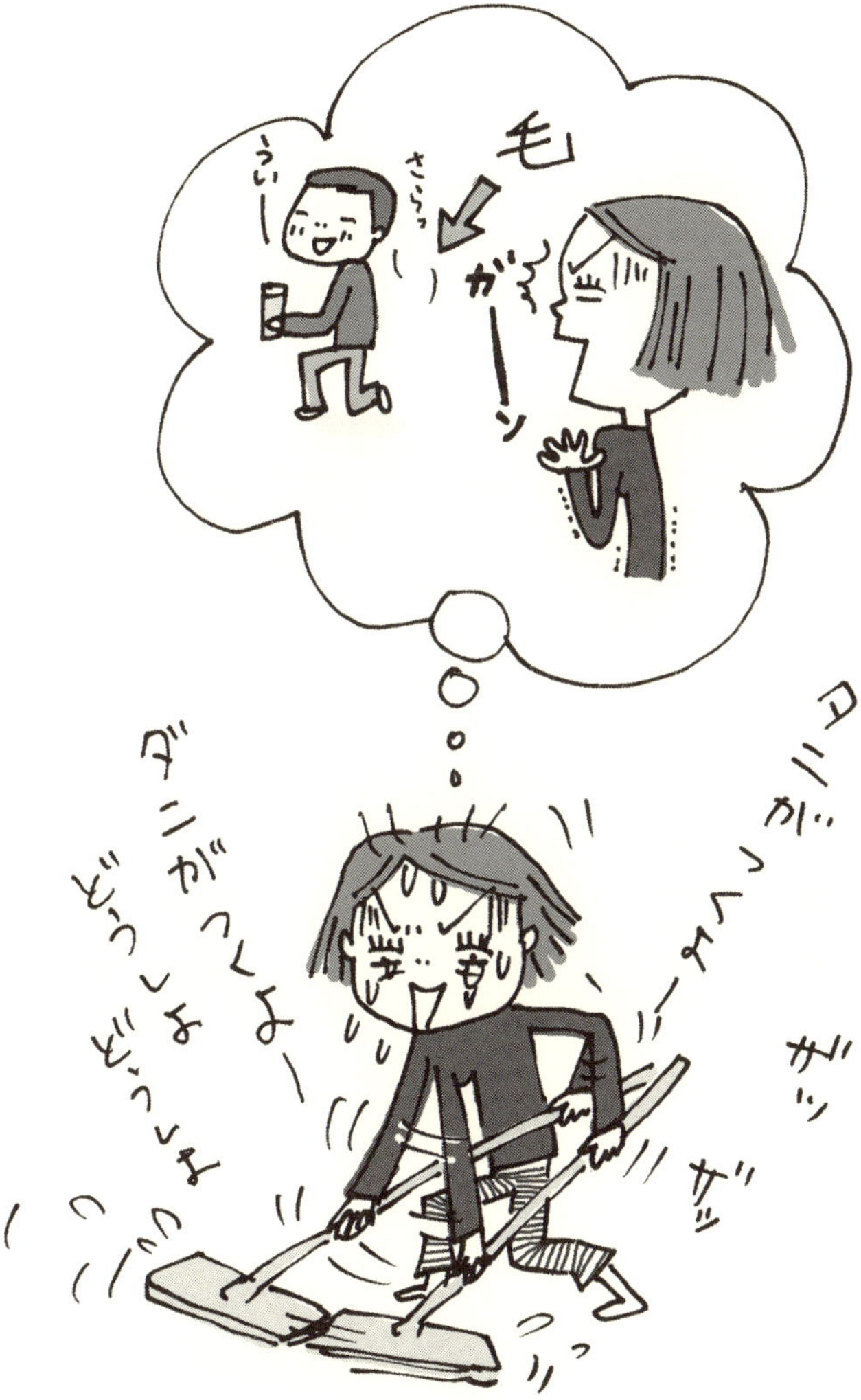
毛
ガーン
さららっ
ういー
ダニがつくよー
ザッ
ザッ
ダニがつくよー
どうしよ
どうしよ

「コタツは冬の風物詩。いいじゃないか。暖かいぞ」と、夫は恵利さんの言い分など無視して、コタツをセッティングしてしまった。

それから恵利さんは、さらに気が狂ったように掃除をするようになった。コタツ布団は、雨でも降らない限り、毎日干してホコリを叩きだす。だから、夫のいない日中に恵利さんがコタツを利用することはなかった。せめて昼間だけでも**きれいな空気の中にいたい**のだから、恵利さんにとってそれは当然のことだった。そして、夫が帰る頃になると仕方なくコタツをセッティングするのだが、その際にもホコリは舞うので、またしても掃除機をかける。

コタツがきてから、部屋の中に三台の空気清浄機を置くようになった。コタツを出入りするたびに舞い上がるであろうホコリを片っ端から吸いとるためだった。そんな状態だから、夫がいくら勧めても恵利さんはガンとしてコタツに入ろうとしなかった。毎日バンバン布団を叩いてホコリを追いだしているうちに、**コタツ布団は汚い**と、恵利さんは確信を強めていった。

しかし夫はそうは思っていなかった。「これがお袋から送られてきたものだから気にくわないのだろう」と考えたものだから、コタツひとつのことで夫婦の間がぎくしゃくしてきたのだ。

「私は、ホコリをたてるものがイヤなのよ。その点、コタツ布団は最悪ね。綿ぼこりもそうだけど、コタツで何かを食べると、その食べこぼしがコタツ布団に落ちるのよ。でも、すぐには気づかなかったりするから、結局、コタツ布団はホコリとゴミにまみれて、しかも適度に暖められているから**ダニの温床**にもなる。よくもそんなところで気持ちいいなんて言ってられると思うわ」

この一件で夫が恵利さんをよく思わなくなったことに、当の恵利さんは気づいていない。ホコリゼロの部屋を実現するのは自分のためではあるけれど、本当にそれが彼女の人生のためになるのかどうかは、今後、夫がどこまで理解してくれるかにかかっている。

台所のスポンジは徹底洗浄

台所はばい菌の温床だ。テレビのコマーシャルでそう言っている。特にスポンジはいつもぬれているから、ばい菌が繁殖しやすい。**ばい菌だらけのスポンジ**で食器を洗えば、全部の食器が汚染されてしまう。

誰が何と言おうと頑なにそう信じているのは繁子さん（四十歳）。彼女が台所のスポンジに神経質になったのは、つい最近のことだった。

最近まで、繁子さんは台所のスポンジのことなど考えもしなかったのだが、「スポンジにはばい菌が一杯。それを除菌するのが○○」というテレビコマーシャルを見てから、考え方が変わった。

言われてみれば、**いつもじくじくぬれている**スポンジは不衛生だ。汚れを落とすときに、その汚れも吸いとってしまうのだから、スポンジこそよく洗っておかなければならないのではないか。

そう思ったら矢も楯もたまらず、台所に飛んでいってスポンジを洗わずにはいられなくなった。

テレビのコマーシャルでは、使ったスポンジに洗剤を含ませておけば除菌できるということだが、繁子さんとしては、それは生理的によいとは思えなかった。どんなに除菌成分のある洗剤をつけても、スポンジが汚れたままでは意味がない。使ったスポンジはていねいに洗って、洗剤成分もきれいに洗い流して乾燥させるのが一番なのではないだろうか。

勝手にそう解釈した繁子さんは、その日から台所のスポンジの洗浄を徹底するようになった。一回一回、使うたびごとに汚れと一緒に洗剤成分も洗い流し、よく絞っておく。そのうちに繁子さんは、これをしないと次回使うときに気持ちが悪いと思うようになった。

その頃、繁子さんが長年勤めていた会社が傾き、転職をよぎなくされた。この歳になって慣れない職場に転職するのは気の重いことだったけれど仕方がない。何社かの面接を経て、採用が決まったのは社員十人ほどの小さな貿易会社だった。そこで繁子さんは事務を担当することになった。直属の上司は自分よりも年下の女性。しかしその女性は営業を担当していたので、事務の仕事を手取り足取り教える余裕はなく、自分の仕事は自分で勉強して、という感じだった。

そんな上司に毎朝、お茶を出すなんて、繁子さんには面白くない。だから、同時に入社した他の女性社員といつも給湯室に逃げこんではグチをこぼしあっていた。そうするうちに、いつの間にか繁子さんは給湯室の主となり、そこの管理は繁子さんがすることになっていた。

管理といっても、社員が適当に置いていく飲み終わったカップを洗う係だ。歳はいっているが新入社員にはちがいないので、当然と言えば当然のことだった。そこで繁子さんは、どうせやらなければならないなら徹底的にやろうと決めた。つまりここでも、**自分のルール**を守ることにしたのだ。それはつまり、**スポンジの徹底洗浄**。

繁子さんは給湯室に、布巾と雑巾とスポンジの管理にかんするルールを書いて貼りつけた。もちろんスポンジは使うたびごとに洗浄し、洗剤成分をきれいに洗い流しておくことを義務づける。しかし、それを実行してくれる人などいなかった。

繁子さんは、隣の机に座る上司に文句を言った。

「どうして誰も給湯室のルールを守ってくれないんですか？」

「何のこと？」

「スポンジをきれいに洗って置いておくことですよ」

「……そんな暇なこと、誰がやるのよ」

　上司は呆れたように繁子さんを見た。それが繁子さんの怒りに火をつけた。

「そんなことって、大事なことじゃありませんか？」

「ああもう、給湯室は仕事には関係ないでしょ？　そんなこと言ってる暇があるなら、仕事をしなさいよ」

　繁子さんは常々、給湯室の汚れに頭を抱えていたのだ。自分が管理することで、あの狭い部屋をどうにか清潔な場所にしたいと苦労しているのに、どうしてこの会社の人たちは協力しないのだろう。どうしてあんなに汚い場所を放置しておけるのだろう。スポンジを洗うくらい、何でもないではないか。それなのにこの上司は……。とても**同じ女の言うこととは思えない**。繁子さんは一人、激昂していた。

　誰もやらないのなら自分がやる。繁子さんはそれから、徹底的に給湯室の掃除をはじめた。社員のカップや湯飲みも全部漂白し、食器棚やシンクをこれでもかというくらいに磨いた。そしてもちろん、誰かが給湯室に入るとその後を追いかけ、使ったスポンジをきれいに洗った。

　繁子さんはこれを会社のためだと信じてやっていたのだが、あるとき、折り入って話があると上司が繁子さんに言ってきた。上司の話はこうだった。給湯室をきれいにしようという意識はすばらしい。本来は社員全員がその意識で使わなければならないのだ。その点、繁子さんはよくやっていると思う。しかし、繁子さんの仕事は給湯室の管理ではない。特に、スポンジひとつのことで頻繁に仕事を放棄するようなら、今後の繁子さんの処遇を考えないわけにはいかない。

繁子さんは体が震えてくるのを感じた。それは恐れや動揺ではなく、**怒り**だった。

「スポンジひとつのことですって？」

繁子さんは、それがいかに重要なことか、懇々と上司に説明した。**たかがスポンジ、されどスポンジ**。これを清潔に保つことによって社員の健康が守られるのだと、自信たっぷりに話したのだが、彼女の熱意は上司には伝わらなかった。上司は、使ったスポンジをいちいち洗うのは時間の無駄だし、洗剤の無駄、ひいては経費の無駄にもなる。そんなつまらないことにこだわっていないで、早く自分の仕事を覚えろというばかりだった。

繁子さんは、自分ではもう十分に仕事はできていると思っていた。その割には給料が少ないとさえ思っていたのだ。給湯室のことはそれを我慢してのプラスアルファだと思っていたのに、**誰も評価してくれなかった**。どうしてみんな、そんなに無頓着でいられるのだろう。

繁子さんは自宅で台所仕事をするたびに、会社でのことを思い出して納得がいかなくなる。自分のやり方はまちがっていないのだから、それを啓蒙して何が悪い。仕事をしろって、これ以上何をやらせる気なのだろう。そんなことより、やっぱり台所を清潔にする方が大事なことだと思うのだけど……。と、今でも悶々としているという。

まな板は使うたびに除菌します

まな板はばい菌だらけというテレビコマーシャルを見て、一人うなずく綾子さん(三十四歳)、専業主婦。今更テレビに言われるまでもなく、まな板は食器洗剤で洗い流しただけではきれいにならないことはわかっていたという。

大学進学を機に上京し、一人暮らしをはじめた頃から、綾子さんは台所の除菌にはこだわっていた。それというのも、友人の部屋を訪れたとき、めったに料理などしない友人の部屋の台所が、あまりにも汚かったからだ。使ったらその都度、汚れを徹底して落とさないと、台所というところはこんなに不潔になってしまうのだと実感してから、綾子さんはやっきになって掃除をするようになった。

特に生ものを切った後の包丁とまな板は、使用後必ず熱湯をかけて除菌していた。台所用の漂白剤を見つけてからは、毎回それを振りかけている。塩素系の漂白剤は臭いがきつく、いつも台所は**塩素臭に包まれる**が、綾子さんにとってはそれが心地よい香りらしい。

「魚を切った後の臭いを知っていますか？　かなり生臭いんですよ。それは洗剤で洗っただけでは落ちません。ということは、完全に汚れが落ちていないということでしょ？　生ものは放っておいたら腐るんですよ。不潔じゃないですか。みんな、そのこと知ってるのかしら？」

そんな綾子さんだから、台所用漂白剤の使用量は半端ではない。ときには料理をしている最中でも、まな板にシュッシュと漂白剤を振りかける。その様子を見ていると、**料理に漂白剤が入ってしまう**気がするが、当の綾子さんにしてみれば、これくらいやらないと清潔は保てないのだという。

本当にまな板には、そこまでやる必要があるのだろうか？　ていねいに洗えば十分ではないのか？　除菌、除菌と、コマーシャルに踊らされすぎてはいないのだろうか。

しかし、綾子さんのように考える人は少なくないようで、特にまな板に必要以上に除菌をする人はけっこう多い。洗剤でこれでもかというほどゴシゴシこすり、きれいにしているのに、その上からさらに除菌洗剤を振りかける。こうしないと**まな板の上で菌が繁殖してばい菌だらけになる**と本気で信じているのだ。

特にプラスチックのまな板が主流になってから、そういう人が増えたと思う。プラスチックのまな板は、どんなにていねいに洗っていても、食材の色素が沈着しやすい。神経質な人は、その色素を全部**ばい菌の温床**と考えているようなのだ。

いつもじくじくぬれたままになっているなら、ばい菌も繁殖しよう。しかし、洗ってかわかしておけば、ばい菌はそんなに繁殖しない。だから、そんなにやっきになって除菌する必要はないのだが、綾子さんたちはそれでも、**一粒のばい菌も許せない**ようなのだ。

「家族の健康を守るのは私の仕事なのよ。念には念を入れて何が悪いの？」

たしかにそうではあるけれど、漂白剤を食べさせられるのはいかがなものか。

今では専業主婦として家族の健康維持に力を注ぐ綾子さんだが、実は彼女は以前、弁当屋でアルバイトをしたことがあるのだ。しかし長くは続かなかった。というのも、弁当屋での調理器具の洗浄に疑問を持ったからだった。さすがに弁当屋では、綾子さんが日常やっているほどのまな板の徹底除菌はやっていなかった。せいぜい食器用洗剤で洗い流すだけだ。それが綾子さんには**耐えられなかった**のだ。きちんと除菌されていない、ばい菌だらけのまな板で調理した物を客に出しているという後ろめたさが、綾子さんをアルバイトから遠ざけた。

もっとも、何度か店のやり方に疑問を呈して、改善してもらおう、ダメなら自分だけでもやろうと頑張っては見たのだが、綾子さんが自宅でやっているのと同じことを職場でやると、同僚はもちろん、社長からも文句を言われた。つまり、必要のないことで時間を無駄にしないように、備品を無駄づかいしないようにと。

この言葉に綾子さんはキレたのだ。自分は無駄づかいなんかしていない。必要なことをやっていただけのこと。そんなに衛生管理がなっていないのなら、こちらから辞めてやる。

以来、綾子さんは外に働きに出ようとはしなくなった。同時に外食もほとんどしなくなった。子どもにせがまれると、「**外で食べるのは不潔だ**」と教えているという。

三日に一度はカビキラー

独身、一人暮らし、アトピー性皮膚炎の持病をもつ義之さん（三十三歳）は、大のお風呂好き。アトピーのために未だに塗り薬を手放せない義之さんは、どんなときでも一日一回、お風呂に入って、皮膚を清潔に保たなければならないと思っている。

彼のお風呂タイムは長い。そしてこだわりも多い。

今の部屋に引っ越してくるとき、義之さんは何よりもお風呂の設備にこだわった。部屋なんか小さくてもいい、お風呂さえゆったりしていれば……。そうやって探し当てたのが今の部屋なので、義之さんはお風呂をことのほか大事にしている。

水垢ひとつ許せない彼は、**お風呂に入るたびに掃除をする**。それはもう習慣になっていて、お湯をためる、湯船に浸かる、体を洗う、湯上がり前に掃除をするという一連の動きで一回の入浴タイムが構成されている。

この習慣は、押しつけられると非常に面倒だ。一回の入浴で、そんなに風呂場は汚れるものか？　普通の人ならそう思う。こまめに掃除をしている人でも三、四日に一回程度、普通なら一週間に一回がいいところではないだろうか。それを毎回、掃除をしないと風呂から上がれないなんて、せっかくのバスタイムがこの掃除ひとつで苦痛になってしまう気がする。

しかしこの点にかんして、義之さんは一歩も譲らない。すでに習慣になっているからだろう、毎回掃除をするのは当たり前だと思っている。そうしないと石けんカスが残って、それが**カビの発生を促進する**のだから、一回一回それを洗い流すのは当たり前なのだ。逆に、毎回掃除をしない人というのは、義之さんからしてみれば、常識のない、不潔な人ということになる。

この考えが実は、彼に悲劇をもたらしたことがある。

かつて、結婚を前提につきあっていた女性がいた。お互いの部屋を行き来しているうちに気持ちを固めた義之さんは、彼女に「一緒に住もう」と言った。一緒に住むというのは同棲のことで、結婚しようという意味ではなかった。というのも、お互いのことは十分知り合っているはずだけれど、だからといって、いきなり結婚に踏み切る気にはなれなかったからだ。まだ若いのだし、しばらく同棲して、相手のことをもっと深く理解してからでも結婚は遅くないと思ったのだ。相手の女性も納得し、二人は新しい部屋で共同生活をはじめた。

不都合なことはすぐに訪れた。まず気にくわなかったのは、彼女が**週に一回しか部屋を掃除しない**ことだった。仕事をしているのだから無理は言えないし、彼にしたところで、それまで部屋の掃除は週に一回程度だったのだ。文句を言う前に自分がやるか、我慢するかどちらかだと、しばらく自分を押さえていたのだが、二人でいるとゴミもホコリも倍増する。それなのに一人で暮らしていたときと同じペースで掃除をしていたのでは、部屋が汚れるばかりだ。義之さんはたまりかねて彼女に言った。「俺はアトピーというのもあって、**汚れた部屋には住めない**んだ。もっとこまめに掃除をしてくれないか」

これには彼女もカチンときたようで、「そんなにイヤなら自分でやれば」と開き直った。

たかが掃除ひとつで険悪になるのはバカらしいと思ったので、義之さんは自分から掃除をするようになった。そんなとき、いつものバスタイムに、あろうことか浴室に**小さなぬめり**を発見してしまったのだ。

風呂に入るのはいつも義之さんが先で、台所仕事をすませた彼女が後に入って風呂

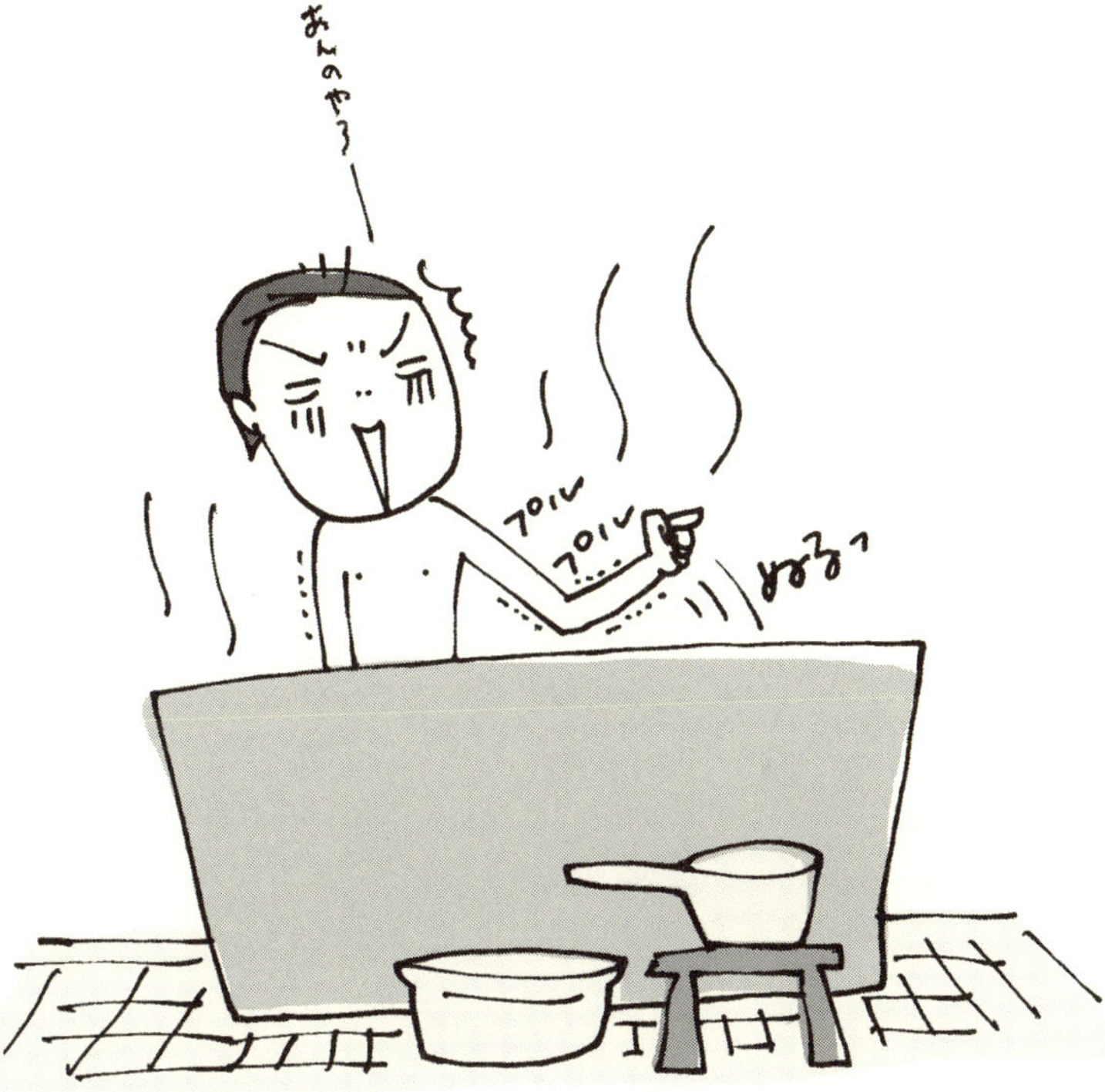
あんのやろ〜
プル
プル

を洗っているはずだった。それなのにぬめり？

義之さんは全身が総毛立った。冗談じゃない。**彼女は掃除をしていなかったのだ。**

義之さんはその日、あわてて風呂から上がると、浴室中にカビ取り剤を振りまいた。

そして彼女を怒鳴りつけた。

おまえは今まで何をやっていたんだ。手を抜くにもほどがある。どこを掃除しなくても、風呂だけは掃除しろと言ったじゃないか。毎日だ、毎日。俺はずっとそう言ってきたよな？ やることをちゃんとやらないから、ほら、こうしてカビが発生するんだよ。**見てみろ、不潔な女だな。**

怒鳴り散らしながら、ありったけのカビ取り剤を振りまく彼に、彼女は異様なものを感じたらしかった。それをきっかけに、義之さんと彼女の関係はぎこちなくなり、とうとう彼女は部屋を出てしまった。

それからも彼は、相変わらず毎日、風呂上がりにはたんねんに風呂を掃除している。そして、あの一件以来、彼は三日に一度、カビ取り剤を浴室中にまき散らすようになった。その使用量は半端ではない。まさに浴室全部、天井にまでカビ取り剤をシュッシュと吹きつけまくる。塩素系の強烈なカビ取り剤を使用しているので、洗い流した後でもわずかに刺激臭が残る。これは彼の敏感なお肌にはよくなさそうだが、当の本人は気にしていない。それどころか今では、**塩素の臭いがしない風呂**は、どこか掃除が半端な気がして落ち着かないのだという。

そんなだから、義之さんはスーパーで浴室洗剤やカビ取り剤の安売りを目にすると、持てる限り買いこむ男になってしまった。車で移動しているときも、安売りの表示を見ると迷うことなく買い占める。毎日の掃除に、三日に一度のカビ取り散布。洗剤はいくらあっても足りないのだ。

トイレ掃除は完全防備で

掃除が好きだ。というより、汚れている状態が許せない。だからせっせと掃除をするわけだが、汚れている箇所に触れるのは気持ちのいいものではない。ということで、掃除をはじめるときには**掃除用の服に着替える**というのが、弓枝さん（三十一歳）。

彼女は、部屋の掃除をするときには、すぐに洗濯できるジャージに着替え、頭にはバンダナをかぶる。これは舞い上がるホコリで髪を汚さないためだ。

弓枝さんの掃除はまず、本棚やタンスの上のホコリ取りからはじまるので、彼女が掃除をはじめるとすぐに高性能の空気清浄機が作動する。三日に一度、残業を振り切って帰宅し行う掃除はそれほど徹底しているのだ。

「本当は毎日でも掃除をしたいけど、仕事があるからなかなかできない」とため息をつく弓枝さん。普通の家庭なら**年に一度の大掃除を三日おきにしている**わけだから十分ではないかと思うのだが、潔癖な彼女には不満らしい。

そんなふうに忙しい弓枝さんだが、どんなことがあっても毎日掃除する箇所がある。それはトイレ。ここの掃除はそんなに時間もかからないし、せめてここだけは毎日きれいにしておかないと落ち着いて眠れないらしい。

一見汚れていないように見えても、場所が場所だけに目に見えない汚れはあるだろうし、しかもその汚れは人体によくないようにも思う。というわけで、トイレ掃除をするにあたっては、彼女オリジナルのトイレ掃除ルックに身を固める。

まずはジャージ。部屋を掃除するときもジャージだが、実は**トイレ専用ジャージ**を持っている。どこが専用なのかはよくわからないが、彼女に言わせると、何かあったとき潔く捨てられる古いものをあてるのだという。そして、髪の長い彼女は、まちがっても髪の毛がトイレに触れないよう、ひっつめに結わえ、髪の毛全部をバンダナでガードする。そして手袋。手袋は、介護用の薄手のもので使い捨て。これをジャージの袖の上まではめ、**ゴーグル**をして、マスクをかける。

いくらトイレとはいえ、そこまでガードする必要があるのか？　あるいは、トイレ掃除に危険で強力な洗剤を使っているのかというと、そうではない。洗剤は一般家庭用のものを使っている。清掃中に便器内の水滴などが付着したときのために、ここまで完全防備するのだ。

その出で立ちは、まるで**危険物取り扱い**という感じだ。弓枝さんとしては、とにかく汚れたトイレにはこれっぽっちも触れたくないのだから、このくらいはして当たり前なのだ。

でも、考えてみると、彼女のトイレはそんなに汚れているのかという疑問がわく。一人暮らしで毎日、朝早くから夜遅くまで、外でバリバリ働く彼女にとって、自宅のトイレを使用するのは数えるほどだ。そこまで防備するほど激しく汚染されているとは考えられない。もしそうなら、トイレに入っただけで病気になってしまうだろう。

「いや、つまり、掃除をしてると**見えないものが見えてくる**というか、ただ使うときには気にしないものが気になってくるというか。そういうものじゃない？」

そういうものなのだろうか。

「いくら自分で出したものだって、そこにはいろんなばい菌がいて、触れると病気になる場合だってあるじゃない？　洗剤で肌が荒れるのもイヤだし。やっぱり、ガードするに越したことはないわけよね」

ということで、弓枝さんは今日も、掃除より、準備の方に時間がかかっているんじゃないかと思える出で立ちで、トイレ掃除をしている。

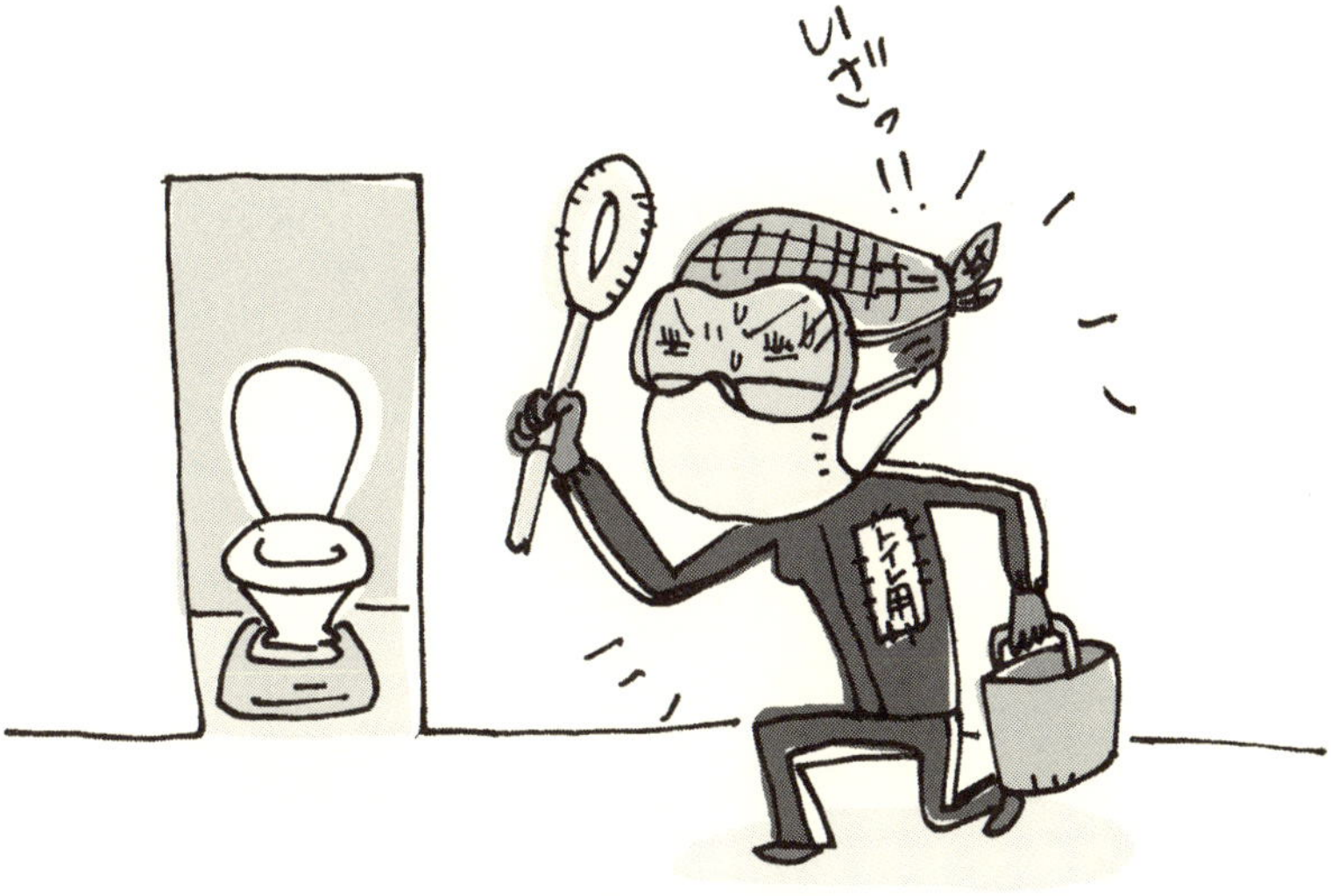
いざっ!!
トイレ用

「トイレをきれいにしていると、金運があがるんだってね」

友人が言ったが、弓枝さんは首をかしげ、「そんなにあがったとは思えないけど」

と口をとがらせた。

排水溝の掃除だって怠りません

結婚して念願のマイホームを手に入れた晴美さん（三十五歳）は、一日中、家を掃除している。しかも、晴美さんの掃除は徹底している。

結婚して仕事を辞め、自宅でデータ入力の仕事を三、四時間しかやっていないので、時間がたっぷりあるというのも理由だが、何より、真新しいマンションの美しさに心を奪われてしまったのだ。**この部屋を絶対に汚すものか**と心に誓った晴美さんは、壁紙が汚れるからと、夫に禁煙を強要した。どうしても吸いたいのなら、ベランダに出ること。真冬の凍える寒さの中でも、彼女はガンとして夫を外に出す。夫は、台所の換気扇の下ならいいじゃないかと言うのだが、それでは台所がヤニ臭くなると一歩も譲らない。

いつまでも新築の美しさを保っていたいと思う晴美さんは、特に水まわりの掃除に余念がない。台所では、料理を作る時間より、後片づけをしている時間の方が断然長い。夫も興味本位で台所に立とうとしたが、後片づけができない、台所を汚すという理由で却下された。念願のシステムキッチンは、何人も立ち入らせない、晴美さんの聖域となった。

自分のお城なわけだから、水垢ひとつつけるわけにはいかないと、晴美さんは玉を磨くように台所を磨く。それを毎日欠かさない。

もちろん、執着しているのは台所だけではない。たとえば洗濯機置き場もだ。洗濯が終わると今度は洗濯機と洗濯機置き場周辺の掃除をする。ホコリをぬぐい、雑巾がけをする。特に洗濯機を置いているパンはホコリがたまりやすく、汚水を流していることもあって、毎回きちんと磨かないとすぐに水垢がついてしまうのだそうだ。いくら汚れやすいとはいえ、**防水パンを毎日磨いている**人というのは珍しいだろう。

水まわりは、ちょっと手を抜くと途端に汚れがこびりつくと信じているから、一日たりとも気を抜くわけにはいかないのだ。

トイレなどは、日に何度も掃除する。つまり、使うたびに掃除をしているのだ。そんなだから当然、風呂も毎日掃除。洗い流した後、水気まできれいに拭き取っている。このやり方は掃除の専門業者に教わった。水滴をそのままにしていると、かわいたときに水垢が残ってしまうので、美しさを保つためには必ず水分を拭き取る必要があるのだ。

たしかに、いつまでも美しく保ちたいという気持ちはわかる。そのために努力するのは悪いことではない。けれど、晴美さんはこのために、**一日の大半を掃除に明け暮れているの**だ。いくら時間に余裕のある生活とはいえ、他にやることはいくらでもあるのではないだろうか。

夫も、「晴美は、マンションを買ってから人が変わった」とため息をつく。

彼女はもともときれい好きなタチだった。独身時代に住んでいたアパートも掃除が行き届いていて、夫はそんな晴美さんに惚れたのだ。しかし、ものには限度がある。

毎日が業者顔負けの大掃除では、さすがの夫も落ち着けないという。

しかし、そんなことは意に介さない晴美さん。時間が許す限り、常に雑巾片手に部屋の中を歩きまわり、あっちを拭き拭き、こっちを拭き拭き……。ぴかぴかに輝く蛇口を眺めては、満足げなため息をついている。

そんなところへ、マンションの管理組合が排水溝の清掃とチェックに来た。専門の業者がやってきて、台所と風呂の排水溝に長いブラシを差しこみ、高圧で排水溝を掃除していた。そのとき、台所から**生臭い臭い**が漂ってきたのだ。晴美さんは戦慄《せんりつ》した。こんなに毎日掃除しているのに、こんなに臭うほど排水溝の中は汚れていたのか、と。

「どうしてこんなに臭いんですか？」

「排水溝というのは常時水をためて、それによって臭いを消しているんですが、今、掃除のために水を抜いたので、それで臭うんですね。ちょっと我慢してください」

業者の言葉に晴美さんは、**自分の掃除がまだ手ぬるかった**ことを知った。

そうだ、表面ばかり磨いていてもダメなんだ。本当にこの部屋を美しく保つには、見えないところもきれいにしなくては。

この一件でさらに目覚めてしまった晴美さんは、その日さっそく、ホームセンターに行って排水溝清掃のための道具を買ってきた。業者のように高圧で洗浄する機械はさすがに買えないが、一メートルほどの金属の線と、その先端につけるブラシを買ったのだ。これで少なくとも、自宅の占有にあたる部分の排水溝の掃除はできる。

晴美さんは、業者の見よう見まねで排水溝の掃除に挑戦した。たまっている水を抜くと相変わらず臭ったので、あわててマスクをかけ、手袋をはめる。そうして金属の線につなげたブラシを押しこむと、ゴシゴシとブラシを上下させて掃除をした。

これを三日も続けると、悪臭は少し和らいできたように感じた。やっぱり、ここまでやって正解だった。いくら目に見えないところであっても、そこがドロドロに汚れているなんて、想像しただけで**鳥肌が立つ**。晴美さんは仕事の時間を短縮しても、排水溝掃除にやっきになりはじめた。

さすがにこれには、夫も一言言わずにはいられなかった。

「そこまでやる必要があるのか？　毎日毎日、掃除ばかりして。この頃では仕事もろくにやってないだろう？」

するとと晴美さんが言い返す。

「そんなに私が仕事をしなくちゃいけないんですか？　私の稼ぎがないとダメなの？今、大事なのは仕事じゃないわ」

どうも問題がすり替わってしまって、このままでは掃除のやりすぎのために夫婦関係が崩壊しかねない。夫は早々にあきらめて怒りの矛を収めたが、この言葉に晴美さんは逆に意地になってしまった。

「どうして彼女がこんなふうになってしまったのかわからない。あれはもう病気だ」と夫が言うとおり、晴美さんは今日も目をつり上げて部屋中をゴシゴシ磨く。その姿はまるで、何かに取り憑かれているようだという。

最近、晴美さんはスーパーで、「五連のブラシで気になる汚れをスッキリ」といううたい文句の配水管クリーナーを見つけた。

「ほら、排水溝の掃除をするのは私だけじゃないのよ」

彼女が勝ち誇ったようにそのクリーナーを買ったことは言うまでもない。

4

決めた通りに
きっちりやりたい

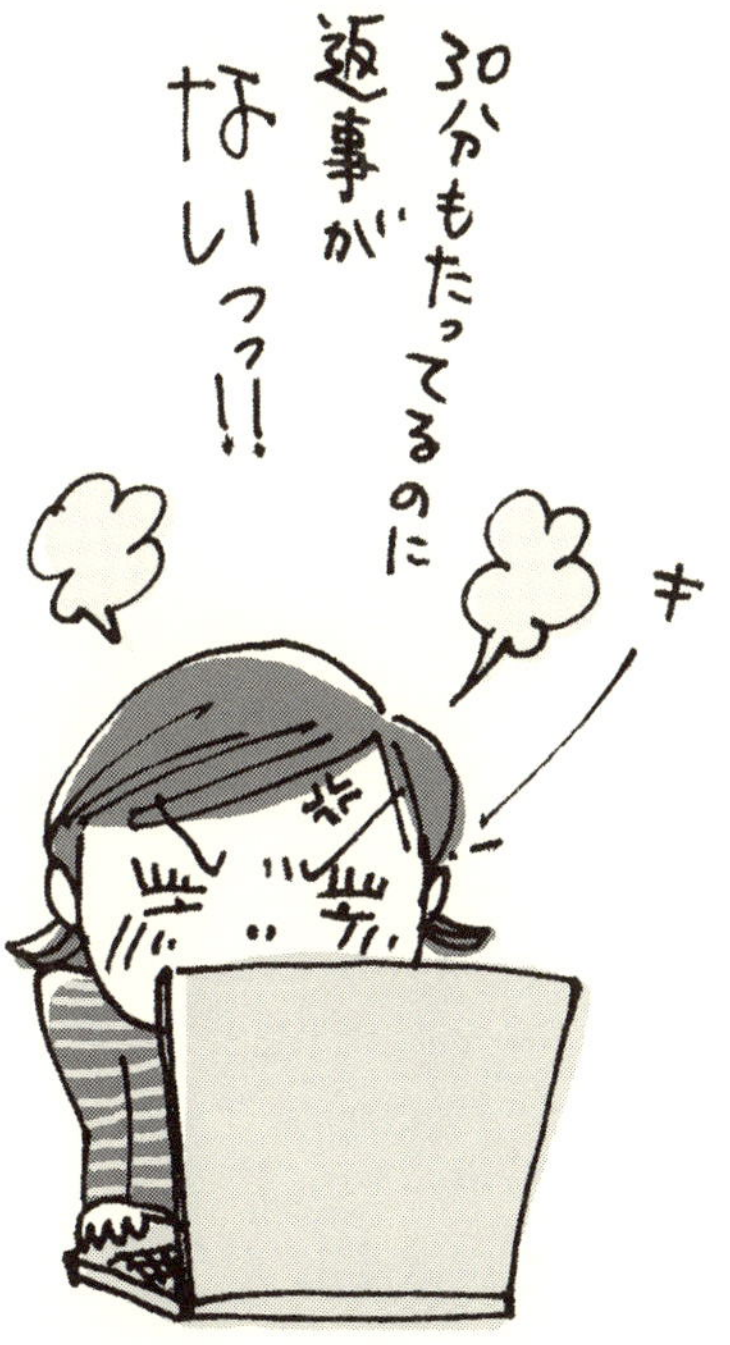
30分もたってるのに
返事が
ないーっっ!!
キー

誰にでもあるでしょ？　朝の儀式

達也さん（二十五歳）は未だ実家暮らし。そろそろ独立も考えてはいるものの、実家の便利さが彼を引きとめている。

実家暮らしで彼が一番気に入っているのは、二十四時間、いつでも入れる風呂の存在だ。三年前、風呂釜が壊れたのを機に改装した風呂は、準天然温泉の二十四時間風呂。お湯をフィルターに通して循環しているのでいつ、誰が入っても清潔だし、ジャグジーもついているので自宅にいながらちょっとした温泉気分を味わえる。

この風呂が登場してから、達也さんの「実家を出よう」という気持ちにストップがかかった。なぜなら達也さんは、一日二回、風呂に入らないと気がすまなかったからだ。

達也さんは高校生の頃から風呂には毎日二回入っていた。まずは普通に、帰宅してから。そして朝。朝風呂に入るのは、就寝中にかいた汗が気になるのでスッキリしたいからだ。そんなに寝汗をかくタチでもないのだけれど、寝起きに寝グセのついた髪の毛を見ると、**絶対に体も汚れている**としか思えなかった。最初は朝シャンをしていたのだが、それだけでは完全にきれいになった気がしないので、髪と顔を洗うなら風呂に入ってしまえと思ったのがきっかけだ。

朝風呂の習慣がついてしまったのは高校二年のとき。以後、一日二回、毎日欠かさず風呂に入らないと気がすまないタチになっていった。

この性癖には、何でも息子一番だった母もたびたび文句を言った。以前の風呂のときは、一回一回水をため、湯を沸かす作業が必要だったので、彼が風呂に入るためにはその前に母が起きて準備をしなければならなかったのだ。

「朝はあなたしか入らないのだから、早く起きて自分でやりなさい」

母は何度もそう言ったが、就職して、毎日の帰宅が遅くなってきた達也さんの疲労を慮ってか、いつしか母は文句を言わずに風呂の用意をするのが当たり前になっていた。そんなときに風呂を改装したのだ。贅沢な二十四時間風呂になってからは、達也さんがいつ風呂に入ろうが、誰も文句を言わなくなった。

朝風呂が習慣になってから、達也さんは毎朝決まった行動をとるようになっていた。

まずは風呂に入る。一時間ほどかけてゆっくりと風呂に入り、体を拭いて髪を整え終わると、念入りに手を洗う。これは髪をセットするときに手に整髪料がついてしまうので、それを洗い流すためだ。手がきれいになったら歯を磨く。それも二十分も。達也さんは寝る前にも歯を磨いているから、朝はそんなに時間をかける必要はないはずなのに、たんねんにブッラシングした後、デンタルフロスで一本一本の歯の隙間を掃除するので、どんなに急いでもこのくらいの時間はかかってしまうのだ。で、それからひげ剃り。これもけっこう時間がかかる。それほどひげが濃いわけではないけれど、たった一本の剃り残しも許せないので、肌の表面がつるつるになってもひげ剃りを手放さない。ひげ剃りが終わったら再び手を洗い、そしてようやく朝食だ。

朝食を除くこの一連の作業にかかる時間は**およそ二時間**。毎朝八時に家を出るので、朝食を食べてから家を出ようとすると、朝五時半には起きなければならない。残業が続いて睡眠時間が十分でないときや、年末年始など、飲み会が重なる時期には正直、この時間に起きるのはつらいこともある。けれど、どんな状態であってもこの作業を一通りしなければ外に出る気になれないのだから仕方がない。

一日を気持ちよく過ごすために必要な朝の儀式。このために達也さんは、どんなに誘われても深酒だけはしないように自制している。

そんな達也さんが困ったことがあった。それは仕事で出張したときに起こった。一泊二日の地方出張。先輩社員と一緒に出かけたこともあって、初日の夜は遅くまでつきあわされた。ホテルに戻ると時計は深夜零時をまわっていた。彼はあわてて風呂に入り、いつもの時間にタイマーをセットして眠りにつくが、シャワーしか使えなかったことでなんとなく気持ちが悪く、なかなか寝つけない。結局、ろくに眠れないまま朝を迎え、朝風呂に入ったのだが、やはりシャワーだけでは体の気持ち悪さはとれなかった。

いつもと同じことをしているつもりなのに、十分な設備がないから満足できない。特に朝は、ゆったりお湯に浸かって体中の汚れをすっきり落としたい。**体の外も内も、たんねんに磨きたい**のだ。そうしないと活力がわいてこない。けれど、彼を満足させる設備は、安いビジネスホテルにはなかった。

大切な商談を控えて、達也さんは実に気持ちの悪い思いをして落ち着かなくなっていた。大事な朝をさわやかにスタートできなかったことが気になって、まったく集中できなかったのだ。

その日、仕事の方は先輩のフォローで何とかなった。けれど、達也さんはもう二度とビジネスホテルには泊まるまいと心に誓った。以来、出張時は、自腹を切ってでも一ランク上のホテルを利用するようになった。それでも、シティホテルのバスルームはどこも似たり寄ったりだ。チェックインした部屋の浴室に十分なバスタブがないと達也さんはがっかりして、翌日の活力は目に見えて落ちた。

この経験から、彼はやむを得ない仕事以外で外泊することはしなくなった。豊富なお湯に恵まれた温泉旅館などなら別だが、一般的なホテルに彼を満足させるところはなかったからだ。

そんな頃、達也さんに恋人ができた。若い二人のことだから、デートは食事だけというわけにはいかない。達也さんは実家暮らしなので、一人暮らしの彼女の部屋を訪れることが多くなった。けれど、彼は決して彼女の部屋に泊まろうとはしなかった。成り行きで泊まってしまうと、**毎朝の儀式に欠かせないグッズ**が手元にないまま朝を迎えなければならないからだ。

達也さんの朝に必要なのは体を洗うためのこだわりのナイロンタオルと、二種類の歯ブラシとデンタルフロス、いつもこれしか使わないという整髪料と電気カミソリ、そして手を洗うための除菌石けんだ。出張にはこれらを全部持っていく。でもまさか、彼女の部屋に泊まるために**「お泊まりセット」**を持ち歩くわけにはいかない。だから彼は、どんなに彼女の部屋で長居をしても、必ず自宅に帰るのだった。

そんな達也さんに、彼女は不審を抱いた。彼が部屋に泊まってくれないのには何か重大な理由があるのではないか、と。恋する女性としては、一度くらい二人で朝を迎えてみたい。

ということで彼女は勝負に出た。クリスマス・イブの夜に達也さんとの甘い夜を実現しようと、彼女は勝手にホテルの予約をしてしまったのだ。もし断られたら、そのときはあきらめて別れる決心までしていた。

しかし、彼女の懸念を吹き飛ばすように、恋人同士のクリスマス・イブはセオリー通りに楽しく過ぎていく。食事をして、バーで飲んで……。そしてそろそろ、と達也さんが席を立とうとしたとき、彼女は甘えるように、「今日は帰らないで」と言ってみた。

「今夜だけは一緒にいて」という恋人を放りだして帰る男がいるものか。「お泊まりセット」の用意がない達也さんは一瞬躊躇したが、そのときは、「明日のことは明日考えればいい」と思い、彼女とホテルに泊まってしまった。

そして翌日。達也さんは早々に目覚め、機嫌良く朝風呂を使っていた。ただし、清潔な感じのするバスルームではあったけれど、いかんせん、**いつものグッズがない**のが心許ない。シャワーだけの風呂でお湯を出しっぱなしで一時間近く体中をゴシゴシ洗った。それから備えつけの歯ブラシで歯を磨くが、どんなに磨いてもデンタルフロスがないのでスッキリしない。備えつけの整髪料も匂いがきつくて使えなかった。石けんは除菌ものではないので、**身支度をするだけで四回も洗った**が、やっぱりどうもスッキリしない。

やっぱり外泊などするのではなかったと半分後悔しながらバスルームから出ると、彼女がベッドに腰掛けて憮然としていた。

「どうしたの？　機嫌悪そうだね」

達也さんは少し戸惑った。

「ねえ、何時間バスルームにいたと思うの？　何してたのよ？」

すでに着替えて、化粧まですませていた彼女は、いらだたしそうに言った。

「風呂と歯磨き。いつものことだよ」

「いつも？　いつもこんなに時間かけてるの？　朝から？」

あくまでも甘い目覚めを期待していた彼女は、まずは目覚めたときに彼がベッドにいなかったことに少しムッとし、次には、いつまでたってもバスルームから出てこない達也さんに無性に腹が立ったらしい。

「俺、朝風呂が日課なんだ」

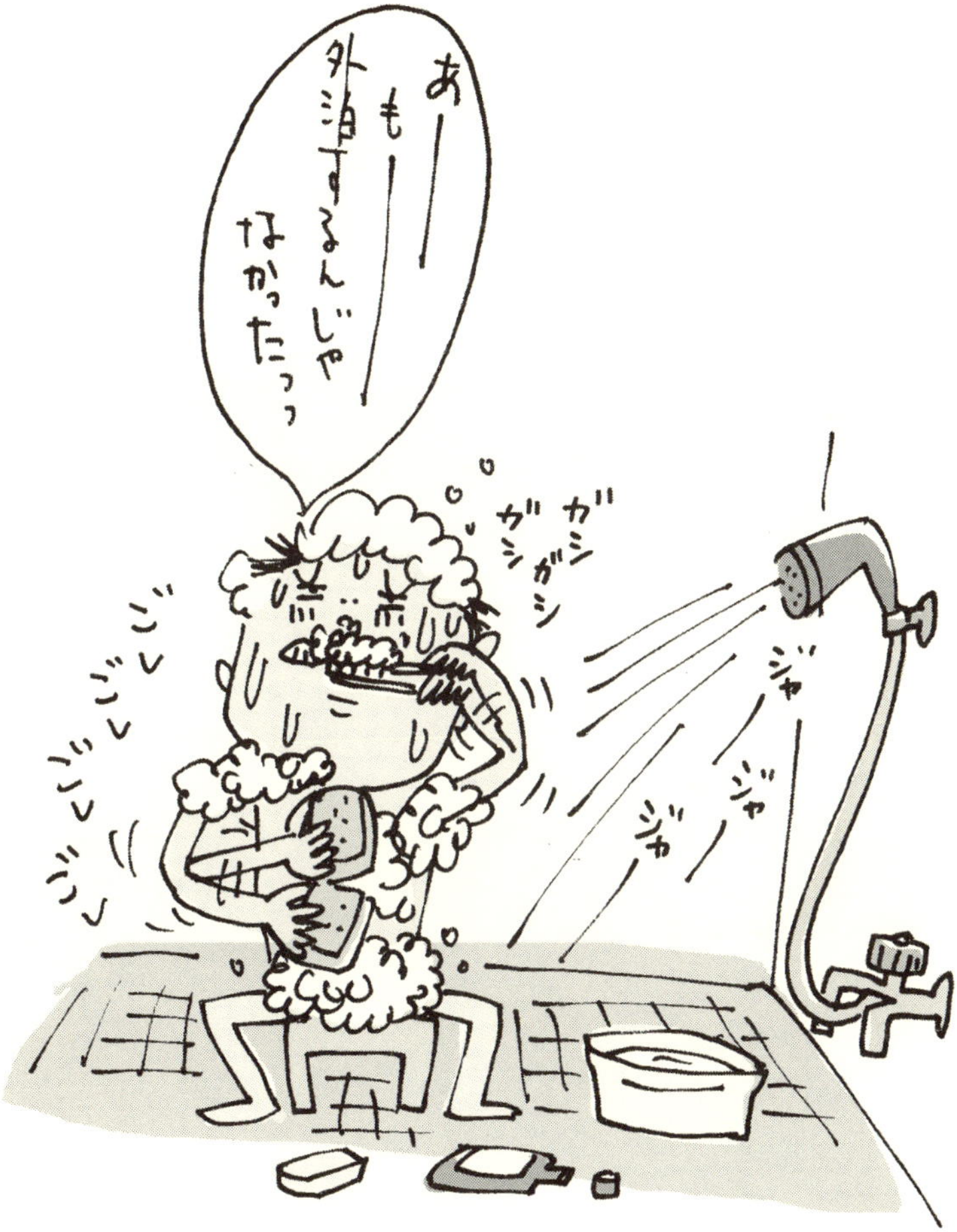

あー
もー
外泊するんじゃ
なかったっっ
ガシガシ
ガシガシ
ジャ
ジャ
ジャ
ゴシゴシ
ゴシゴシ

「夕べもお風呂に入ったじゃない」

「うん。でも、朝も入るんだ」

「それにしても二時間近くも……。何をしていたの？」

彼女は呆れたように達也さんを見た。そして、この儀式のために彼が毎朝五時半に起きていると聞いて、彼女は大きなため息をついた。「いくらなんでも、ちょっと異常じゃない？　ついていけないわ」

彼女はこのとき、彼との生活を瞬時にシミュレーションしたのだろう。自分とは生活習慣がちがいすぎるという理由で、彼女は達也さんから離れていった。

何度確認しても不安です

自分の行動のひとつひとつが不安でたまらないという人がいる。

フリーターの賢治さん（二十四歳）は、大学入学をきっかけに一人暮らしをはじめるようになって、自分でも不思議なほど、自分の行動のひとつひとつをしつこく確認せずにはいられなくなった。

賢治さんは自炊派だ。贅沢な料理は作らないが、チャーハンや餃子、麺類に鍋、野菜炒めに焼き魚くらいはチャチャッと作る。朝と夜は自宅で食べる彼は、だから毎日台所のコンロの前に立つのだが、料理をし終わると、一回一回ガスの元栓を閉める。

そのとき、彼は元栓がきちっと閉まっているか二度、三度、確認しないではいられない。ガスの元栓を閉めるのは毎日の一連の動作だから無意識にでもやれるのだが、その無意識が怖いからと、何度もガス栓をひねっては閉じ、閉じては開きを繰り返して、

「今日もちゃんと閉めました」と確認できないと寝つけないし、いったん気になりだすと気持ちが抑えられず、何度でも台所に立って確認を繰り返さないではいられない。

ガスの元栓については、一人暮らしをはじめるとき母親にしつこく注意されたので、そんなクセがついたらしいのだが、確認癖は他のことでも発揮されていた。たとえば、タバコの灰を捨てるときも同様だ。賢治さんは灰皿を水に浸して、完全に火種が消えたことを確認しないと吸い殻を捨てられない。

そんなだから、一回一回水に浸せない携帯灰皿は、持ち歩くだけで不安になるのだという。ポケットの中の**携帯灰皿から火が広がって、自分が焼けてしまう**のではないかと思うのだそうだ。

賢治さんの不安は、何も火にまつわることだけではない。家を出るときも、玄関の鍵がちゃんと施錠されているか、何度もドアをガタガタ揺らして確認しないと出かけられない。それほど確認しても、ときどき本当に鍵をかけたのか不安になって、途中で引き返すこともあるという。

ある日、たまたま寝坊をして、バタバタと家を出たこともあって、灰皿に残してきた吸い殻と玄関の鍵が気になり、一日中悶々としていた。吸い殻はちゃんと消しただろうか。火種の残った灰が吹き飛んで、火事を起こしはしないだろうか。玄関の鍵は一回しか確認しなかったから、もしかしたら十分に施錠されないままで、泥棒が入るかもしれない。

いったん気になりだすと、もう仕事どころではなくなった。

ああ、**今すぐ確認に行きたい**。でも、仕事もしなければいけない。どうしよう。

その日は一日中、激しい不安に苛まれて過ごし、全力疾走で帰宅すると、玄関の鍵はかかっていたし、灰皿に残した吸い殻も燃えてはいなかった。

「なんだ、ちゃんとやっているじゃないか」

そのときはホッとして、ちゃんと確認しているのだから大丈夫、心配することはないんだと自分に言い聞かせるのだが、翌日になると、なぜかまた不安に襲われる。

これは、単純に「潔癖症だね」などと笑ってすませられない状況だ。彼には強迫神経症の典型的な症状が出ている。強迫神経症になると、同じことを何度確認しても安心するということがない。いつも最悪の事態を想像し、その不安にとらわれる。

どうしてそんなふうになってしまったのだろう。ガスの元栓にたいする母親の強い注意が原因なのだろうか？

賢治さんはもともと潔癖体質だった。清潔好きで、一度使ったタオルはすぐに洗濯機に入れる。たとえ、手を洗った後に水分を拭きとっただけのタオルであっても、ぬれた瞬間に何となく汚れてしまう気がするからだ。だから彼は、ハンカチもいつも三、四枚は持ち歩いている。ほんの少しでも使ったらすぐに洗うべきで、**一度使ったハンカチは二度と使わない**からだ。

また、冬場、賢治さんはコタツを使っているのだが、そこを出るとき、たとえばトイレに立つときでも、必ずコタツのスイッチを切る。節電のためというよりは、自分がいないあいだに電気がショートしたら怖いからだ。もちろん、スイッチを切ったら布団をめくって、ちゃんと電気が切れたことを確認しないとその場を離れられない。

こうした行動をとるのは小心者だからではない。強迫神経症は病気だ。だから賢治さんは即刻、神経科に行くべきなのだが、本人にはその自覚がないようだ。

「どんなに確認しても不安になるというのはイヤでしょう?」

「たしかにイヤだけど、安心するまで確認すればすむことだから……」

ということで、賢治さんは毎日、ガスの元栓を何度も確認し、灰皿の火種を徹底的に消し、玄関の施錠を**しつこく確認**している。そして、どんなに確認していても、不安になると途中で引き返して帰ってきてしまう。

実は、これが原因で彼は最初の就職先の会社を半年足らずで辞めたのだ。つまり、不安がつのって仕事にまったく集中できなくなったのだ。どうにも我慢がならなくなると、仕事の合間にも玄関の施錠を確認しに帰ってしまう賢治さんに、上司もさすがに腹に据えかねたらしい。何度か職務態度について注意を受けた後、やんわりと解雇を言い渡された。

以来、賢治さんは、通勤時間がかかり、勤務時間が長い会社への就職はあきらめた。一番いいのは歩ける近場で仕事をすることだが、それはかなわないので、今は短時間のアルバイトでしのぎ、不安な日々と闘っている。

どうして報告書をすぐに見てくれないのですか?

一所懸命やっているのに、相手がすぐに応えてくれないと、殺意に近いほどのイライラに襲われるというのが義之さん（三十歳）。彼は大手広告代理店に勤務している。

義之さんは、ふだんは温厚な広告マンだ。頭の回転が速く、人一倍仕事をこなすので、クライアントの覚えもめでたい。最近では大きなイベントも一手に任されて、忙しい日々を送っている。

そんな彼がこの頃、頻繁にイライラすることがある。それは、他部署から異動してきた新しい上司の態度だ。どうも上司とは、仕事にたいする基本的な認識がちがうようなのだ。

広告制作の最前線は初めてという上司と、毎日時間との勝負をしている生え抜きの義之さんとでは、感覚に違いがあるのは致し方ない。しかし、意志決定のタイムリミットは決まっているのだから、現場仕事にそんなに大きなずれは生じないはずだ。会社側も、事情をわかったうえで人事を異動しているのだろうから。

しかし、義之さんは日々、イライラをつのらせている。気に入らないのは、報告書を提出したとき、上司がすぐに目を通さないことだ。上司の机には「既決」と「未決」のボックスがあるが、いつも**未決が満杯**だ。だから、どの案件も、ギリギリのタイミングで結論を出すことになる。そういう上司の習性を見きわめてからは、意志決定の締め切りを意識して早めているから、自分の仕事に支障が出ることはないのだが、それでも、受け取った書類にその場で目を通すでもなく、とりあえず未決のボックスに投げ入れるのが気にくわない。

「いくらなんでも緊張感がないんだよ。そういう、のほほんとした態度に癒されるなんてバカなことを言うやつもいるけど、俺はごめんだね。ああいう茫洋としたやつに億単位の決済をされてるのかと思うと、**本当にイライラする**んだよ」

前の上司は決済が早かった。義之さんの性格をよく知っていて、優先して彼の提案を検討してくれた。しかし、誰でもそうというわけにはいかない。

義之さんは、誰よりも仕事をしているという自負があるから、後まわしにされるのが許せない。何より、目の前の仕事にすぐ手をつけないという姿勢が頭にくるのだ。

義之さんが仕事がデキるのは、先送りにしないからこそだ。急務かどうか、複数抱えている仕事に優先順位はつけているが、ちょっとした判断ですむことは、その場で答えを出している。そうやってひとつひとつの仕事を確実に消化していかないと、頭の中にあれもこれもがたまってしまい、プレッシャーに押しつぶされそうになる。

課題を抱えこんだあげくに、プレッシャーで苦しい思いをするのはごめんだから、絶対にキャパシティ以上の仕事は抱えこまず、やり残しをなくし、**いつもスッキリしていたい**のだ。

でも、仕事には切れ目がない。それどころか、やればやるほど彼を頼る人は増えてくるから、彼はいつまでたっても「終わった！」というスッキリ感を味わうことができないでいる。

そんな義之さんだから、仕事を途中で置いておいて休むというのは正直、好きではない。もちろん、毎週の定休はしっかり休むが、それはその週にやるべき仕事が全部片づけられたから、と自分を無理に納得させている。**休むのも仕事だと言い聞かせているの**だ。

とはいえゴールデン・ウィークなど、連休続きで仕事が思ったように先に進まないときなどは、休んでいても、やり残しの仕事が気になって、心から休んだ気持ちにな

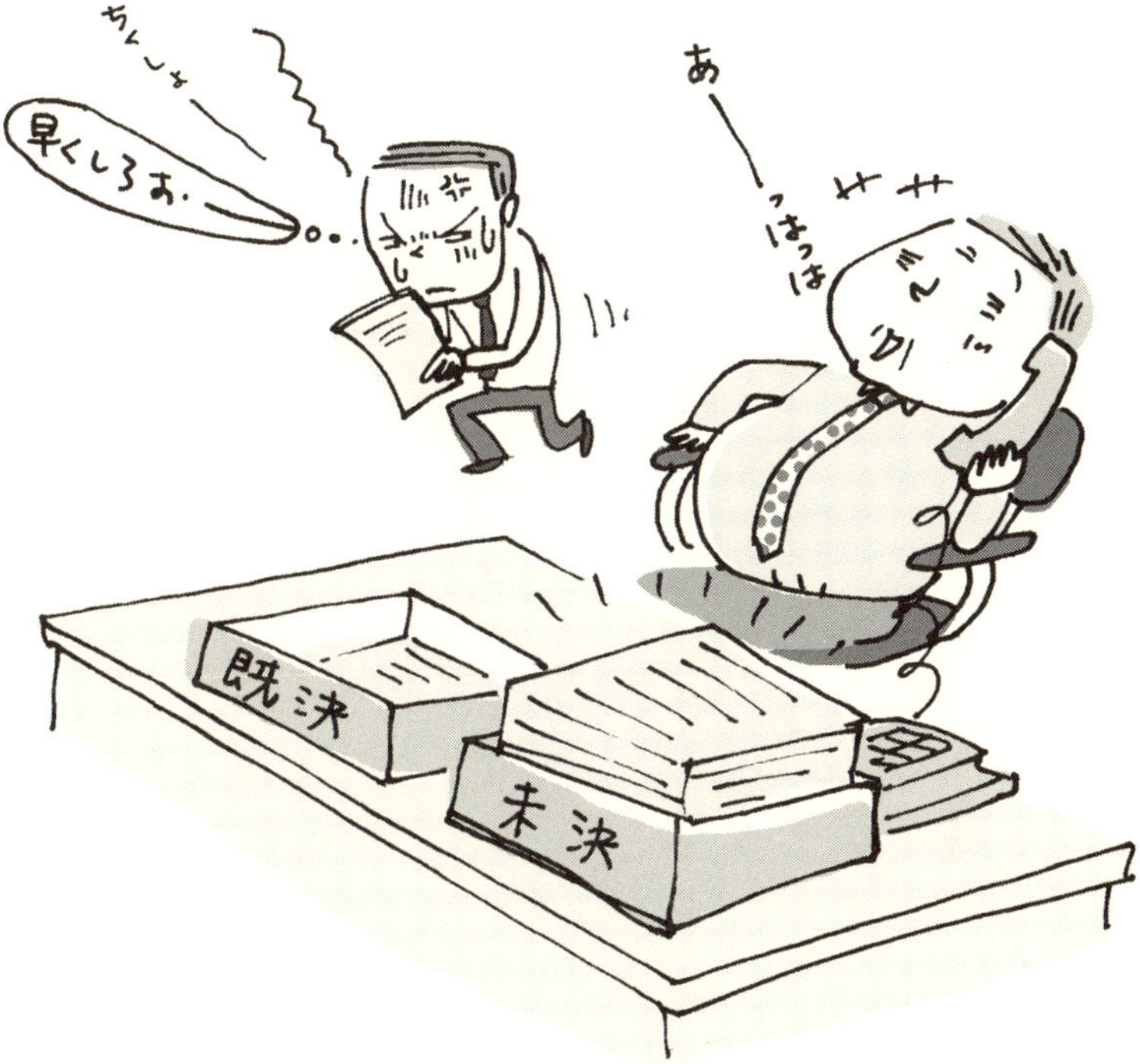
ちくしょ
早くしろお
あーっはっは
既決
未決

れない。

義之さんの理想は、目の前の仕事を全部完了させて、心おきなく、頭の中を真っ白にして休むこと。そうしないと、少しずつ、心の隅に澱《おり》がたまっていくようだという。

宿題をためたくないという性分は、子どもの頃からだった。夏休み、義之さんは宿題を全部やってしまわないと遊びに出ることができなかった。だから一番イヤだったのは、毎日つけなければいけない観察記録と絵日記だった。この課題があるかぎり、どうしても心から遊びを楽しむことができなかったのだ。

「やらなきゃいけないことは、どんなに大変なことでも**その場ですぐやる**。そうしないと宿題はどんどんたまっていくんだよ。特に仕事はいくら後まわしにしたって、結局やらなきゃいけないんだから、その場でサクサクすませてしまいたいじゃないか。それが俺のポリシーだ。そのペースについてこられないやつは、たとえ上司だろうと容赦しない。これ以上、俺はイライラしたくない！」

ためるのも待つのも嫌いな義之さんは、どうしても上司を自分のペースに巻きこみたいと、すべての企画書と報告書の決済期限を当日に書き換えた。これにはさすがの上司も気づいて不審な顔をした。そして、期限に余裕がないのを見て、義之さんのことを「ギリギリまで仕事ができない」と評価してしまったのだ。

査定の時期、義之さんはこの点を上司に指摘されて困惑した。悪いのはずぼらな上司だと思っていたし、当たり前に仕事を進めるには画期的な方法だと思っていたのに、上司は自分のことを棚に上げ、あろうことか義之さんを過小評価している。

さすがにこれには一言二言、言わずにはすまない。決済期限を当日にしていたのは、少しでも早く仕事を進めるためで、時間ギリギリまで自分が抱えていたわけではないと釈明した。しかし、その言葉の裏に、**「おまえの仕事が遅いからだよ」**という彼の本音を読みとった上司は、義之さんを疎《うと》ましい人間と思ったようだった。

以来、義之さんと上司はすれちがうことが多くなり、彼の報告書があからさまに無視されることも増えていった。この、上司の大人げない振る舞いに、義之さんは体を震わせて怒る。

「あの野郎が俺に宿題を抱えさせるから、いつまでたっても荷物を下ろせない。もっとサクサク、スピーディに仕事をしろっていうのが、そんなに不満になることかね？上司なら、提出された報告書にすぐに目を通すのは、当たり前のことなんだよ。それを、これ見よがしに妨害しやがって……。いつまでたってもスッキリしないじゃないか！」

義之さんは最近少し、ノイローゼ気味になっている。

メールにすぐ返信するのは常識でしょ？

会社員の絵美さん（三十歳）は、電子メールを送ったら、相手はすぐに見るものだと思っている。自分のデスクのパソコンが、電子メールの着信時に電子音で知らせるよう設定してあるせいもあるのだろう。電子メールとはそういうものだと思っているようだ。しかし、電子メールはパソコンを起動していなければ見られないし、パソコンを使用していても、自分から確認しなければメールが来ているかどうかなどわからない状況にある人が大半だ。絵美さんのように、メールの到着をその都度知らせる設定にしている人は少数派のはずだ。

そもそも、メールというのは送り先の都合で送り、相手は好きなときに見られるというのが便利だから普及したわけで、送った、すぐ見た、すぐ返事、というのは高校生の携帯メールでもなければそうそうはないはずだ。

それなのに絵美さんは、**電話のような対応**を求める。

メールを送って返事を待てるのは二、三時間。相手から音沙汰がないと、「メール見ました？」という電話がかかってくる。

「メール？　ちょっと待ってね、いま確認する」

そう返事をすると、絵美さんは電話の向こうでムッとする。自分の送ったメールをすぐに見ていないということでイラッとするのだろう。

相手が外出しているときには、留守番電話に「メールを確認してください」というメッセージを何回でも入れる。モバイルパソコンを持ち歩かない人は、帰宅するまでメールの中身が確認できないのに。

また、絵美さんの希望通り、送信からまもなくメールを確認しても、相手が特に返事を出す必要がないと思えば受け取りっぱなしにしておくのが普通だと思うが、そういうときも絵美さんはチェックの電話を入れる。

「メールは見ていただけましたか？」

「うん、見たよ」

「……じゃ、**どうして返信してくれなかったんですか？**」

「へ？」

「どんな内容でも、受け取ったという返事をするのはマナーでしょ？　そうしないと送った方は、相手がそれを見たのか見ていないのかわからないじゃないですか。顔が見えないツールだからこそ、そういうマナーが大事だと思うんですよね」

というのが絵美さんの持論だ。

たしかに、ビジネスメールには、相手がちゃんと受け取ったかどうかを確認しなければ危険なケースもいっぱいある。実際、絵美さんとは逆に、緊急の連絡事項なのに、メールを送りっぱなしで相手への確認を怠っている人はけっこう多い。たまたま先方が二、三日過ぎてからメールを見て、愕然としたりする。

そういうトラブルを回避するという点では、絵美さんのやり方はまちがってはいない。が、何でもかんでも、**すぐ見て、すぐ返事を**、というのは無理がある。

しかし絵美さんは、頑として譲らない。実は絵美さんは以前、メールを送ったつもりでいたのに相手が見落としていたため連絡が行き違いになり、取引先から怒られたことがあるのだ。電子メールの危うさを知った絵美さんは、それ以来、しつこいほどに**メールの確認**をするようになった。そして、それが習慣になると、自分と同じ感覚をもっていない人には、これまたしつこくメールにおけるビジネスマナーについて語るようになってしまった。

絵美さんのメール確認は相手が受け取ったかどうかだけではない。添付したファイルが壊れていないか、あるいは、添付したファイルが相手のパソコンで開ける環境にあるか、そして、メールの内容についてどう返事するのかということまで確認する。

それなら初めからメールなど使わずに、ファックスや電話で連絡をとればいいじゃないかと思うのだが、社内も仕事先もメールでのやりとりが主流になっているので、自分だけアナログにやるわけにはいかないらしい。それに書類をパソコンで作っている以上、それを送るにはやっぱりメールが一番便利なのだ。受け取る側からも「データで送ってほしい」と言われることがほとんどだ。だからどうしても電子メールを使わざるを得ない。

絵美さんの職場のデスクには、パソコンの脇に**チェック用の一覧表**がある。メール送信のチェック表だ。絵美さんは自分の送ったメールが確実に読まれているかどうか、チェック表を作ってまで確認しているのだ。関係者に一斉同報したメールでも、彼女は**一件一件、電話で確認を取っている**のだ。世の中に電子メールというものがなかったら、絵美さんの仕事の手間はずっと減っていたかもしれない。

とはいえ、絵美さんの「メール見ました？」コールは、受け取り側としてはちょっとうっとうしい。

ノルマ達成までテコでも動きません

百合子さん（三十二歳）は、メーカーの宣伝部に勤務している独身OL。毎朝、通勤電車の中でその日にやるべき仕事を考え、整理する。

今日はこれとこれをやって、これの確認をしたら、ここまでを仕上げる。と、それは百合子さんが勝手に決めたその日のノルマ。

誰でも、その日のうちにやるべきノルマというのを持っている。家庭の主婦にだって、今日はこれをやろうという課題はある。だから、百合子さんが毎朝、自分のノルマを決めるのは、別に不自然でも何でもない。

しかし、宣伝部の仕事というのはなかなか思った通りにことが運ばない。ルーチンワークではないので、予定していた時間よりも打ち合わせが長引いてしまったとか、期待していた資料が届かなかったとか、確認作業がはかどらず、どうしても課題を持ち越してしまうようなこともままある。でも百合子さんは、**その日にやると決めたことを、できないまま一日を終わらせることができない**。

その日は、広告のデザインを依頼していたデザイナーからラフが届く予定だった。百合子さんとしては、午前中にラフが届き、昼をはさんで検討し、午後一番にはデザイナーに結果を伝え、デザイン完成までのスケジュールを調整し、撮影の手配をしてスタッフと打ち合わせる、と勝手にスケジュールを決めていた。

ところが、肝心のデザイン・ラフがいつまでたっても届かない。昼も迫ったころ、我慢がならなくなった百合子さんは、デザイナーに電話をかけた。

「ラフのアップは今日ですよね？」

「そうですよ」

デザイナーはあっさりと答える。

「あの、まだ届いていないんですけど……」

「え？　だって、今日中ということですよね？」

百合子さんにとっての「今日」とは午前中のこと。そうでなければ、その日の仕事が進まないからだ。しかし、デザイナーの方は、締め切り時間が設定されているわけではなかったから、その日中に仕上げればＯＫだと思っていた。この認識のちがいに百合子さんは爆発した。

「今日と言ったら普通、遅くとも昼くらいにはできあがっているものじゃないですか？　そうでなければ、こちらの仕事ができないんです。だいたい、いままでお願いしてきた人はみんな、予定日の午前中には持ってきてくれたんです。あなただけですよ、その日中だなんて悠長なことを言っているのは。どうしてそんなふうに思うんですか？　その日中ということは、夜中の零時まで待て、ってことですか？　あり得ないでしょう、そんなこと。……二時間待ちます。か・な・ら・ず、その時間までに持ってきてください！」

言うだけ言って電話を切った百合子さんは、その時点でその日、残業を覚悟した。何があろうと、**自分の決めたその日のノルマは必ず達成する**。そうしないと、やり残した仕事が気になって、眠れなくなってしまうのだ。家に帰って悶々とするくらいなら、徹夜をしてもノルマを達成する。その方が納得がいくのだ。

もう少し臨機応変に対処した方がいいのではないかと思うのだが、百合子さんに言わせると、いい加減にすませようと思えばいくらでも手を抜ける仕事だからこそ、プラン通りにやりとげていかないとダメなのだという。自分一人がつまずけば、多くの人に迷惑がかかる。だから、何をおいても、その日のノルマは確実に消化すると言ってきかない。

百合子さんのこの信念は、何も仕事に限ったことではない。百合子さんは病的なほど几帳面な性格で、それはプライベートでも発揮されている。

友人と連れだって旅行をしたときのこと。プランを立てるのが得意な百合子さんは、頼まれもしないのに綿密な観光計画を立てていた。それは実に、観光ガイド付きパックツアーもかくやと思われるほどの事細かい計画。どこからどこには交通機関の何を使って移動し、**出発時間は何時何分で、どこそこの観光時間は何十分**、といったもの。

この計画表には、百合子さんをよく知っている友人もさすがに苦笑いをした。

「ゆったりのんびりの旅行なんだから、そんなにやっきにならないで、行き当たりばったりで行こうよ」

友人の言葉に、百合子さんはしぶしぶうなずいたが、だからといってそう簡単に宗旨替えするわけにもいかない。

「よけいなことを考えるのはよそうよ」という友人にならって、行き当たりばったりでいこうとしてはみるものの、どうにも不安な気がする。

結局、百合子さんは、駅弁ひとつ買うにしても、事前に買うと決めていたものを選んだし、友人がのんびりしているのにイライラして、必要以上にせかしたりもした。

「ほら、もう次に行かないと、予定の場所、全部まわれないよ。**ほらほら、早くしないと……**」

「全部行かなくてもいいじゃない」

そんな会話を繰り返しながら、二泊三日の休日を過ごした。

百合子さんは、事前に計画を立てておかないと行動できない人なのだ。それはいいとして、彼女の立てる計画はいつも綿密すぎる。あまりに細かく計画を立てるものだから、いつしか自分もそれに振りまわされている。

それでも彼女は、誰が何と言おうと我が道を行く。そうしないと、自分の存在価値が半減してしまうと頑なに信じているのだ。

臨機応変になれません

百合子さんに似たタイプの、もう一人の事例を話そう。

それは、とある企業の広告記事を勝ちとるためのコンペティション参加に向けた会議でのことだった。

進行状況と今後の作業予定の発表を受けて、リーダーが、「進行状況はわかったけれど、今、そこまでしつこく内容の確認をする必要があるかなあ？　時間もないことだし、この際、やることは必要最低限にとどめて……」と発言すると、新人の佳孝さん（二十三歳）が突然、**「どうしてそんないい加減なことができるんですか？」**とまくしたてたのだ。これを聞いて関係者は思わず顔を見合わせた。

その仕事は本当に時間のないものだったし、記事の内容の細かさよりも、とりあえずなにがしか形を作って提示することの方が重要だったので、その下準備である作業は極力簡略化したいというのがリーダーに限らずおおかたの考えだったのだが、佳孝さんの苛立った発言により、議場はしばし、何とも言えない不穏な空気に包まれた。

「だったらそれ、おまえがやれよ」

プロジェクトのリーダーが憮然として言った。

「それはぼくの担当ではありません」

自分から言いだしておきながら、見た目にもわかる潔癖体質から、これは誰の仕事、これは誰の仕事と、**きっちり線引き**をしないと気がすまないらしい。

「時間がないんだ。まずはプレゼン用のカンプを作るのが先だ。細かい内容は先でもいい」

「何を入れるのかがわからなければ、どういう誌面にするかも決まらないのでは？」

「いや、今ある資料だけでもデザインは先行できる。このスタッフはそのくらいの能力は持っているよ。だから今は、それをやるのが先決だ」

「でも、それじゃ、決まったときに困るでしょ？」

「だから、細かい内容は掲載が決まってから考えても遅くないんだよ。この段階でもだいたいの内容はわかっているのだし……」

「だいたいって……。**そんなことだからダメなんですよ**」

「は？　何がダメだって？」

プロジェクト・リーダーは、「下っ端は黙っていろ」と言わんばかりに佳孝さんをにらんだ。

そんなふうににらまれても、佳孝さんとしては、どんな状況であれ、仕事は全部、決まった手順できちんとやりたかったのだろう。そうしないと手を抜いたようで気持ちが悪かったにちがいない。それに、**自分の言っていることは正しい**という自信もあったようだ。

しかし、どこの世界にもイレギュラーなことはあるわけで、このときはまさにその典型だった。何よりもまず、コンペティションに勝つこと。そうしなければ仕事にも何にもならないのだから、この段階で各論の精度など問われなかったのだ。

それなのに、佳孝さんには理解できない。イメージだけで仕事をしていいのか、と思う。いや、イメージが重要な仕事だからこれでいいのだ、と上司は説明する。しかし、彼は自分が納得できないことは、何をどう説明されてもわからない。

佳孝さんは実に頑固だった。誰もが「どうしてわからないんだ？」と頭を抱えているのに、一人で「正論」をぶっている。

最近は、こういうタイプが多くなってきたようにも思う。特に若い人によく見受けられる。

自分の意見を持っているのは大切なことだが、頑なになって他人の意見を一切受けつけないのは困りものだ。こういう人は心が堅いのだと思う。

何が人をそうさせるのか。教育の問題なのだろうか。それとも、幅広い年代の人との関わりが希薄になったからだろうか。

とにかくその頑固さは、ときには実に子どもっぽくも見える。

こういうタイプが、次々とストレス性の精神疾患にかかっているのだ。

精神科医は、この頃、強迫神経症などの潔癖な性質から派生する病気の発現に比例して、適応障害になる人の割合が増えていると言う。

どちらも心に柔軟性がないことから起こる病気なのではないだろうか。

5

こんなことも気になります

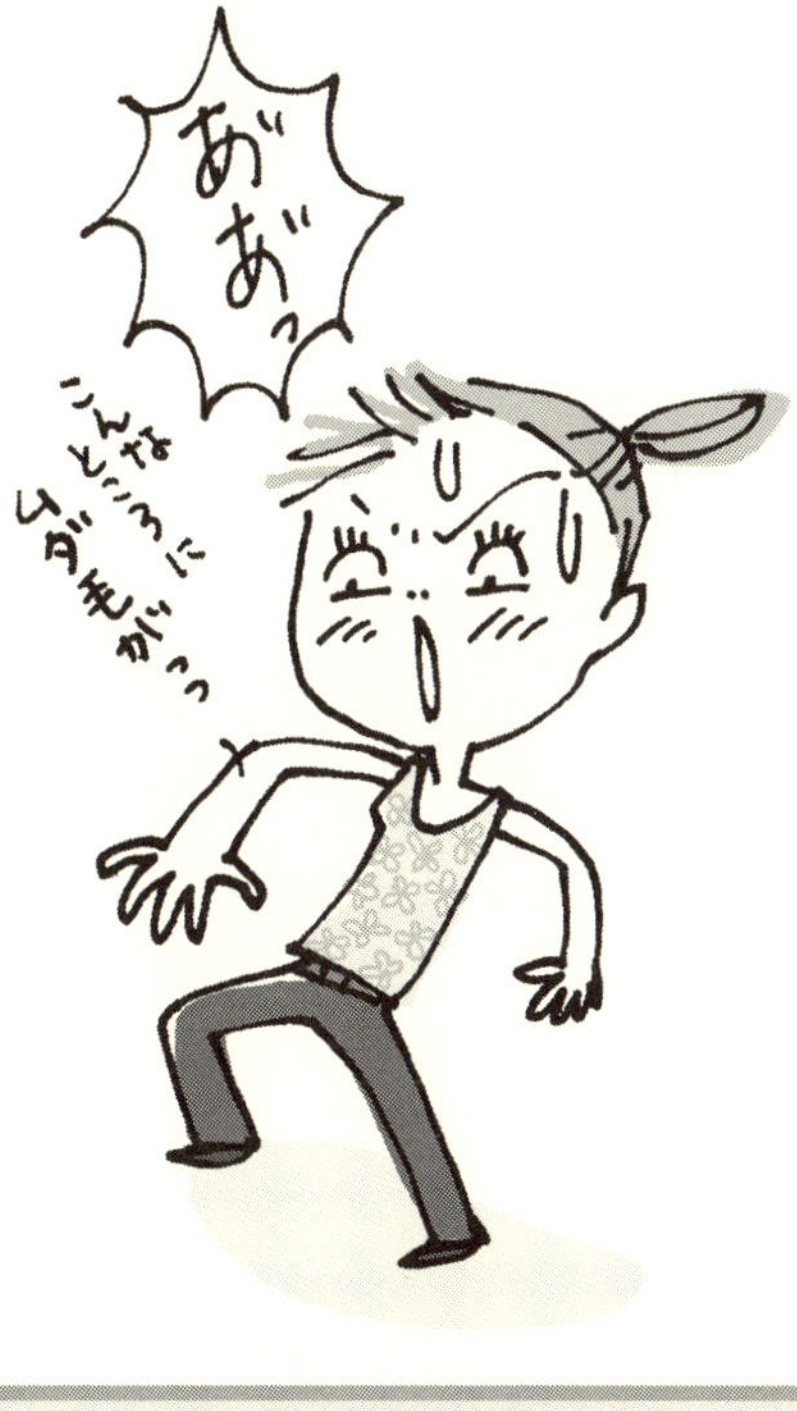

人の臭いはもちろん、自分の臭いも気になります

人の臭いが気になって仕方がないという人がいる。とある会社の秘書室に勤務している慶子さん（二十七歳）だ。

まず彼女が許せないのは同僚だ。彼女の職場には、いつも香水をプンプンさせている同僚がいる。同僚とはいえ十歳も年上だから、慶子さんは彼女とは仕事以外での接触はないのだが、ときどき社長がご馳走してくれるというときなどは、この同僚と連れだっていく。慶子さんにはそれがたまらない。

飲食店で喫煙されるのもたまらないが、何よりこの同僚の香水が何もかもを台なしにしてしまう。寿司屋でも、そば屋でも、遠慮のない臭いに、慶子さんは吐き気さえ感じるのだ。

いくら高級な香水であっても、度を超せば悪臭だ。それを平気で身にまとっている

その感覚が慶子さんには理解できない。ひょっとして彼女は鼻が悪いのではないかと慶子さんは思っている。

慶子さんは人一倍、臭いに敏感だ。特に体臭には病的なほど反応する。

あるとき、蒸し暑い満員電車の中で、**体臭のきつい外国人**の隣に立ったら、その臭いに慶子さんは思わずえづいてしまった。

そんなに混んでいない電車でも、隣に座った人の体臭が気になる。特に汗ばむ夏の体臭というのは我慢ならない。こればかりは年齢に関係なく臭う。上気した体から発せられる体臭と整髪料と化粧の混じった臭いに、慶子さんはたまらなくなって電車を途中下車することもあるくらいだ。それほど人の臭いが気になる。

道行く人の多くが**何かしらの臭いを発していて**、それは必ずしも心地よい臭いではないと感じている慶子さんは、だから自分自身の臭いにも敏感だ。敏感というより、異常に気にしていると言った方がいいだろう。自分の臭いは自分ではわからないものだと知っている慶子さんは、もしかしたら気づかないうちに、自分も不快な臭いを発しているのかもしれないと思う。そういうふうに感じはじめたのは高校生の頃からで、気にすれば気にするほど、次第に自分の体臭を感じるようにもなってしまった。

私は臭い。そう感じるようになってから、慶子さんは徹底した臭い消しをするようになった。シャンプーもボディソープも、使うのは無香料のものだけ。化粧品も極力香料の少ないものを選んでいるのだが、こればかりは完全無臭というわけにはいかないので、実は毎日イヤな思いをしている。もちろん、香水は使わない。気になる体臭対策のためには、さまざまなデオドラント剤をこれでもかというくらい使う。

では、そんなに慶子さんは体臭がきついのかというと、そんなことはない。どちらかというと、気配を消されたら間近に立たれてもわからないくらい、彼女は無臭だ。ところが本人は、**「自分には体臭がある」**と思いこんでいる。

特に、お酒を飲んだときは体臭が強くなるのだという。たしかに、酒を飲めば酒の臭いはするだろうけれども、だからといって顔をしかめるほどではない。口臭だって、にんにくなどの臭いの強いものを食べたとかいうのでなければ、言われても気がつかない。それもそのはずで、慶子さんは食事のたびに歯を磨いているし、デンタルケアにも気をつかっているので、口臭などないのだ。

それなのに、自分は臭いと思いこんで、切ないくらい萎縮《いしゅく》している慶子さん。自分の臭いを気にするようになってから、人づきあいも減ったという。さらに悲しいことに、この歳でまだ、男性とのつきあいもしたことがない。

慶子さんはもてなかったわけではない。高校時代も、大学生のときも、就職してか

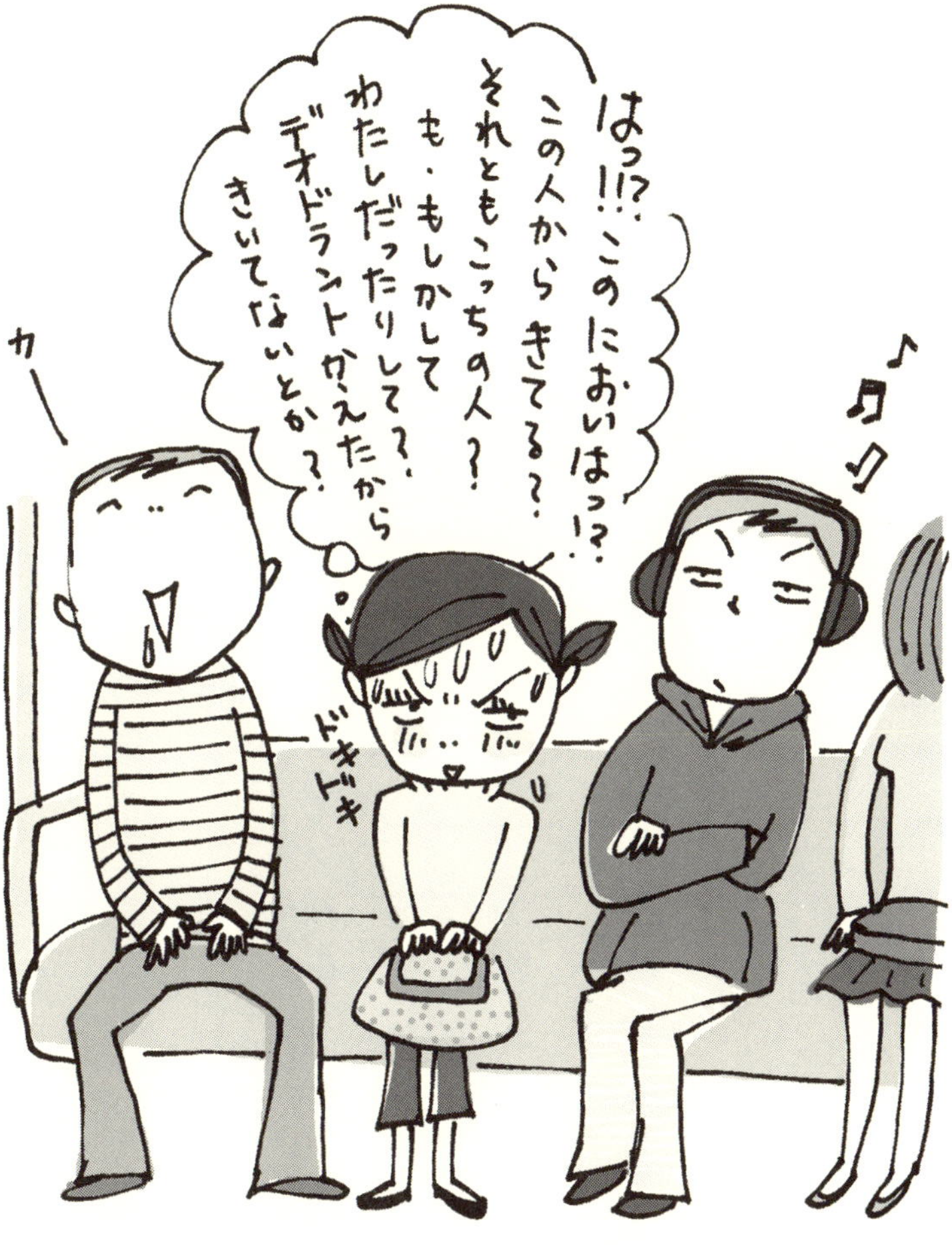
はっ!!?このにおいはっ!?
この人からきてる?
それともこっちの人?
も・もしかして
わたしだったりして?
デオドラントかえたから
きいてないとか?
カー
ドキドキ
♪

らも、彼女にアプローチしてくる男性はいた。けれど彼女は、自分の体臭を気にするあまり、そういう男性のそばに立つことができなかったのだ。

普通に会話をしていても、何かの拍子にすぐ、手で口元を隠す癖のある慶子さん。その仕草はたおやかにも見えるのだが、実は、口臭を気にしているからだという。

どうしてそんなに臭いを気にするようになったのか、きっかけは自分でもわからない。ある日突然、人の臭いが気になったのだ。**「あの人、臭い」**と、道行く人の臭いが鼻につくようになると、臭いのマナーに神経質になった。そして次第に、自分の臭いが気になるようになって、今では自分は臭いと思っているのだ。

たしかに人間は完全無臭にはなれない。生き物だから、多かれ少なかれ、何がしかの臭いは発している。しかし、顔をしかめるほど臭い人というのは、めったにいない。「あなたは臭くなんかないですよ」と言ってみても、慶子さんには慰めにはならない。「みんな、自分は大丈夫と思っているかもしれないけれど、そういう人に限って臭っていたりするんです。私は、臭いで人に意識されるような人にはなりたくない。だから日々、頑張ってはいるのですが、それでも、**私の体から臭いを消すことはできません**。この臭いが人に気づかれるかと思うと、すごく悲しいです」

ここまで来ると、彼女の嗅覚は犬並みかと、感心してしまう。けれど、本当にそんな臭いを発しているわけではないのだ。これも一種の強迫症だろう。被害妄想が、ありもしない臭いを感じさせているとしか思えない。

　実は彼女のこの症状に拍車をかけたのは、デオドラント剤のコマーシャルだ。「臭うから、こんなにたくさんコマーシャルもするのだ」と納得した慶子さんは、一年中、デオドラント剤を手放せなくなってしまった。ときには過剰使用で肌が荒れることもあるけれど、臭いを消すためなら、少々の苦痛は我慢するのだという。

むだ毛の処理をし過ぎる女

スキューバダイビングが趣味の千香さん（二十九歳）は、真冬でもこんがり焼けた肌をした、パワフルな女性だ。好きが高じて一年間、インドネシアの小島でスキューバダイビングのインストラクターをしていた。今では日本に戻ってＯＬ生活をしているが、月に一度は海に潜りに行く。

一年中、水着になるからでもあるのだろう。千香さんは、スレンダーな体型作りに余念がない。毎日、腹筋と腕立て伏せをして無駄な脂肪がつくのを防いでいる。だから、彼女の腹筋は鋼鉄のように堅く引き締まっている。空港のボディチェックで、あまりに堅い腹筋に驚いた検査官が、彼女を男性ではないかと疑ったという笑い話があるほどだ。

しかし、彼女が気にするのは体型だけではない。実は一番気にしているのは体毛だ。

彼女の持ち物の中で、**一番大事にしているのが毛抜き**。何があってもこれだけは常に持ち歩いている。そして毎晩、腕や足の毛を抜いているのだ。

これは、ワックスなどの脱毛剤を使えなかったインドネシアにいたときからのクセなのだという。当時はカミソリを使っていたのだが、それだけでは二、三日もすれば毛は生えてくるし、何より毛穴が目立ってしまう。そこで使いはじめたのが毛抜きだ。しかし、毛抜きで一本一本抜いていたのでは、いつまでたってもきりがない。そのため彼女は、永遠に毛抜きが手放せなくなってしまった。

毎日毎日、平均一時間くらいは**毛抜きタイム**だという。そんなに彼女は体毛が濃いのかというと、傍目にはそんなふうには見えない。褐色の肌の効果もあるのだろうが、よくよく見ても、直接肌に触れても、「毛が濃い」とは思えない。そんなに気にすることだろうかと疑問にも思うが、彼女にしてみれば、たった一本でも体毛が放置されているのは許せないのだという。

毛抜きを手にするとき、**彼女の目は獲物を狙う肉食動物のようになる**。

「全然気にならないよ。そんなに血眼にならなくても……」

友人が思ったことを素直に口にすると、千香さんはキッとにらんだ。

「そんなだから、女を捨てているとか言われるのよ。女はね、気を抜いたときから女じゃなくなるの」

そう言って、千香さんは一心不乱に体毛を抜く。

しかし、毎日やっているから、千香さんの体にはすでに目立つような体毛はない。めぼしい毛が見あたらなくなると、千香さんは手や足の指に一、二本生えた産毛までも抜きはじめる。

「痛くないの？」

「痛くないよ」

眉毛を整えるだけでも、場合によっては痛みを感じるのに、千香さんは慣れているのだろう。「少し痛いくらいの方が、抜けた、っていう感じがしていい」とまで言う。

そんな千香さんにとっての理想はバービー。人形の、あのツルツルした肌を維持するのが彼女の理想だ。とはいえ、やりすぎると思わぬ悲劇も生む。たしかに肌はツルツルだが、無理に毛を抜いているので、場所によっては肌に色素が沈着して、よけいに毛穴を目立たせてしまっている。**黒ずんだ毛穴は、何となく痛々しい**。

「無理に抜いていると毛穴が目立ってくるよ」とも言われたが、千香さんは意に介さない。「わかってる」と返事はするものの、どうしても毛抜きを手放せないのだ。これはもう、美しさのためとか、そういう次元の話ではない。

実は千香さんは、「たった一本でも、毛があると思うと、何も手につかなくなる」のだという。「毛は汚い。見苦しい」と思っているから、そういうものを身にまとっていたくないという思いにとらわれるのだろう。本音を言えば、毎日の毛抜き作業はしんどいところもあるのだが、それ以上に、抜いても抜いても生えてくる体毛に涙が出るくらいの嫌悪感を抱いていているから仕方がないのだという。

以前はこんなではなかった、と千香さんは言う。スキューバダイビングをはじめるまでは、常識の範囲内でのケアで十分満足していた。ところが、インドネシアに長期滞在しているとき、脱毛用のワックスが手に入らず、何日か処理をしないでいたらある日、自分の姿がみっともなくなっていることに気づいた。**手足に生えた毛が伸びて、水にぬれて肌に張りついている**のを見た千香さんは、激しく自分を恥ずかしいと思ってしまった。誰もそんなことなど気にしていないのに、勝手に、体をケアできない自分は女性として失格だと思いこんでしまった。当時はまだ白い肌をしていたから、よけいに目立ったのだろう。

それから千香さんは、人が変わったように体毛に敏感になっていった。最初のうちは毎日、カミソリを使っていたという。安物のカミソリを強く肌に当てるものだから肌の角質がはがれ、ガサガサになることもあったけれど、毛がぼうぼう生えているよりはマシだと感じて、剃毛を止めることはできなかった。そうしているうちにカミソリ負けした肌のところどころから出血するようになり、衛生上よくないと感じた千香さんは、それから毛抜きを使うようになった。

以来、千香さんは毛抜きを手放せなくなってしまった。一日でも手を抜いたら、その分、毛は生えてくる。できることなら生える前に阻止したいくらいなので、一日たりとも止めることはできないのだ。

外に飲みに出かけて酔っぱらって帰ってきたときも、千香さんは毛抜きをはじめる。睡眠時間が削られてもおかまいなしだ。千香さんにとって**毛抜きは癒しの時間**でもあるから、これをせずして眠ることなどあり得ないのだ。

でも正直言って、毛抜きで毛を抜いている姿はあまり美しいものではない。どこか殺伐とした感じがするし、ティッシュの上に並べられる毛も醜い。とても人様に見せられる光景ではないと思うのだが、千香さんいわく、そんなプライベートな部分は決して人に見せないから関係ないのだという。それよりも大事なのは、常に自分が満足できること。

そう言いながら、どんなにやっても決して満足できていないのは一目瞭然。だから千香さんは、いつまでたっても脱毛を止められない。

一度袖を通した衣類はすべて洗濯機に

自分でもそんなに汚くはないとは思うものの、なぜか、一度袖を通した服は必ず洗濯しないと気がすまないのが、クリエイターの一馬さん（三十五歳）だ。

自宅で仕事をするフリーのクリエイターということもあり、めったにスーツを着ることのない一馬さんは普段、かなりラフな格好をしている。身につけているのはTシャツやトレーナーが中心で、ボトムも自宅で洗濯ができる綿パンがほとんどだ。

そういうことも関係しているのかもしれないが、一馬さんは洗濯が好きだ。結婚して三年になるが、独身時代からの習慣で、洗濯は一馬さんの担当と決まっているという。しかし、これは表向きで、実は、結婚当初は家事一切を妻に任せていたのだが、こと洗濯にかんしては妻のやり方に納得がいかず、自分でやることになったのだ。

一馬さんが洗濯をするときには、衣類の素材を細かく分け、個別にネットに入れたり、手洗いモードを使ったりしていたのだが、会社勤めをしていて時間に余裕のない妻はそこまで細かい気づかいをしなかった。何でもかんでも一緒くたにして、通常モードでガラガラと洗濯機をまわす妻に、一馬さんは文句を言った。何度か正しい洗濯の仕方について指南しているうちに、妻もイライラしてきたのだろう。「そんなに言うなら自分でやりなさい！」とキレた。以来、それもそうだと納得した一馬さんは、洗濯を自分の仕事として受け入れたのだ。

それに加えて妻が洗濯を放棄した理由には、一馬さんが異常に多くの洗濯物を出すからというのもあった。原因は、**試着しただけの服も洗濯してしまう**からだ。

下着はもちろん、シャツでも靴下でも、一瞬でも体に着用したものは絶対にタンスに戻さない。理由は、「一度着て、体温で衣類が暖まると、それでもう汚れたような気がする」からだそうだ。下着も上着も、できれば洗いたてのまっさらなものだけを着たい。だから、出かける際にコーディネートを考えてあれこれ袖を通したりすると、その日の洗濯物は一気に増える。

これにたいして妻の文句は絶えない。

「袖を通したら洗わなければ気がすまないんでしょ？　だったらコーディネートは袖を通さず、並べるだけで決めてくれない？」

妻の言うことはもっともだ。

ところが一馬さんにはこれがなかなかできない。というのも、一馬さんは別段、ファッションに気をつかっているわけではないからだ。服装は最低限、相手にたいして失礼にならない程度に整っていればいいと考えている。だから、その日に着る服には頓着していないのだ。

だからたいていは、これでいいと決めて着る。それを着替えるということはめったにないのだが、出かけるときなどは後で鏡を見て、ちょっとちがうかな、と思って着替えることがある。これがいけない。外出用のファッションに慣れていないせいもあるのだろう。一度迷いはじめると、**どれもこれもよくない気がしてきて**、あれもこれもと着替えてしまうはめになるのだ。そして、試着した服は全部、洗濯機に積み上げられる。

「汚れてもいないものをどうして洗濯する必要があるのよ。もう、いい加減にしたら？」

妻は自分がやるわけではないので、最近では小言のトーンも控えめだが、梅雨時など、部屋干ししなければならない季節には、無駄な洗濯物を目にすると、これみよがしに大きなため息をつく。

しかし、何をどう言われても、**「一度袖を通したものをたたみなおしてタンスにしまうのは不潔な気がする」**のだから仕方がない。「これは理屈ではなく、感情だ」と言うのだ。

そんな一馬さんだから、気軽に洗濯ができないオーバーコートを着る季節は困りものだ。コートは別物と自分に言い聞かせないと、**昨日着たコートを今日も着るという苦痛に耐えられない**。がんばっても、三回も着ると我慢がならなくなってクリーニングに出してしまうので、一馬さんは冬物のコートを六着も持っている。

こういった彼の性癖を直すことはできないとあきらめた妻は、苦肉の策として、いつしか一馬さんのタンスからカシミアなどの高級素材の衣類を消していった。マフラーひとつでも、**一回着用すればクリーニングに出す**一馬さんのやり方に、これではいくらお金があっても足りないと思ったからだ。その結果、今、一馬さんが愛用している衣類は、多少取り扱いには気をつかっても、どれもこれも自宅で洗濯できるものばかりだ。

一馬さんがこんなふうになったのはいつ、何がきっかけだったのか、自分でも自覚がないという。あえて言えば一人暮らしをはじめた頃。自分で洗濯をするようになって、洗いたての衣類の気持ちよさに気づいたのがきっかけかもしれないと言う。乾いた洗濯物は几帳面にたたんでしまう一馬さん。そうやってきれいに並べてあるものが、一度袖を通してしまうと台なしになるので、それをまたしまい直すのに、いつしか抵抗を覚えるようになっていったらしい。そして気がつくと、こういう性分になっていた。

　だから、一馬さんは実は、衣料品店で試着をするのにもかなりの抵抗を感じている。試着ができるということは、自分が着る前にも誰かが袖を通したかもしれないからだ。想像すると、きれいに並んだ服のひとつひとつが薄汚れているような気さえする。だからつい、新しく買うものは、基本的に試着ができないTシャツなどに偏ってしまう。たまに既成のスーツを買ったときなどは、**買ったらすぐにクリーニングに出す**。そうしないと彼は袖を通せない。

「たしかに下着は、一度着たものをタンスに戻すのはイヤだけど、セーターなんかはいいんじゃない？」

「イヤだね」

「セーターも一回一回洗うの？」

「そうだよ」

「痛みが激しいでしょ？」

「そうでもないよ。手入れはちゃんとしているさ。いつも清潔でさっぱりしたものを着たいからね。そのへんは怠りないよ」

妻との二人暮らしなのに、日によっては洗濯機を二回も三回もまわすという一馬さん。ご近所さんには、姿は見かけないけれど、もしかしたら大家族？　と思われているようだという。

羽虫一匹で蚊取りマット六個スイッチオン

男のくせに、「虫、絶対、大嫌い！」というのは篤志さん（三十四歳）。都会育ちの彼は、子どもの頃から虫には弱かった。昔、蚊に刺された傷口からばい菌が入って大変な目にあったことがあるので、米粒のような羽虫一匹にも耐えられない。夏の夕暮れ、道路に蚊柱が立っていると、わざわざ迂回するほどだ。

そんな篤志さんだから、部屋にはオールシーズン、蚊取りマットを常備している。真冬でも、羽虫を発見すると、寝室に二つ、居間に二つ、台所に一つ、玄関に一つ置いてある電気式の蚊取りマットを全部つける。虫にはさわりたくないから、蚊取りマットで撃退し、死んだ虫は掃除機で吸い取るのだ。

冬の羽虫は刺さないよ、と説明しても、彼は、**「虫を見ただけで、皮膚がかゆくなる」**という。それでは仕方がないと納得してみるが、それにしても、蚊取りマットの設置個数は多すぎやしないか？

篤志さんの部屋の間取りは六畳二間と、三畳のキッチンの2K。そこに蚊取りマットを六つも置いてあるのだ。これを全部オンにしたら、虫だけでなく人間も具合が悪くなってしまうのではないだろうか。しかし、篤志さんは、**少々気分が悪くなっても、虫が飛んでいるよりはいい**と言って譲らない。

そんな篤志さんが引っ越しをした。少しばかり郊外に出て、今よりも広い部屋に住みたくなったのだ。車を買ったので、安い駐車場を確保したいという理由もあった。ところが、新しく引っ越したマンションのすぐそばには畑があった。最初は、見晴らしがよくて、日当たりもよいと喜んでいたのだが、暖かい季節がくるとそうは言っていられなくなった。というのも、虫が出たからだ。

畑からわきあがってくる虫は、米粒ほどの大きさもない小さな羽虫。いちいちつぶすのも面倒なくらいの虫なのだが、これの発生に、篤志さんはパニックになった。虫は、あまりにも小さいので、網戸の隙間を難なく通り抜けてくる。そのため篤志さんは窓が開けられず、どんなに暑くても部屋に風を通すことができなくなった。さらに虫は、洗濯物にもついてしまうので、洗濯物を外に干せなくなった。もっとも、不用意に窓を開けられなくなったのだから、どちらにしても洗濯物を外に出すことはできなかったのだが……。

窓を閉め切り、一日中エアコンを使い、**蚊取りマットもフル稼働**。それなのになぜか、どこからともなく虫は現れる。しかもこの虫、蚊やユスリカなどとちがって、蚊取りマットにめっぽう強かった。

結局、目障りなこの虫を退治するにはつぶすしかない。が、彼にできるはずもない。そこで考えたのは、蚊取りマットを増やすこと。

寝室に三つ、居間に三つ、台所に二つ、玄関と廊下に二つ。いくらほのかな香りとはいえ、これだけつけると部屋には蚊取りマットの臭いが充満する。「煙が出るわけじゃない。電気式だから大丈夫だよ」とは言うものの、三〇分もすると**目がしばしばしてくる**ほどだ。

「そんなに虫なんかいないじゃない」

「君は目が悪いから見えないだけだよ。ほら、そこに一匹」

篤志さんが指さす壁に、たしかに小さな小さな虫がいたけれど、だから何だと思うほど、それ自体に害はないように思える。

「畑があるから仕方ないよね。田舎に行くとよくいるやつでしょ？　刺すわけじゃないよ」

「それはわかっているけど、見ているだけで何だかムズムズしてくるんだよ。そういうのないの？　ちょっと鈍感なんじゃない？　だいたい、女のくせに虫なんか平気って顔するのはどうかと思うよ」

篤志さんは、自分のやっていることがオーバーだとはまったく思っていないらしい。それよりも、虫に反応しないなんて女としておかしいとまで言う。そこまで言われると少しはキャアキャア言うべきなのかとも思うけれど、ゴマみたいな虫にいちいち反応するのもバカらしい。普通なら、手で払っておしまいだろう。

「イヤならつぶせばいいのよ。ちょっと**蚊取りマット、きつくない？**」

「バカ。虫にさわったら虫汁がつくだろう。汚いじゃないか！」

篤志さんは眉をつり上げて怒鳴った。

大の男がゴマ粒みたいな虫一つに大騒ぎするのはどうかと思うが、もはや理屈ではないので、何をどう説明してもダメなのだ。

そんな彼があるとき、キャンプに参加した。山間の、川の畔のキャンプ場は羽虫天国だ。夕暮れ時になると、明かりを頼ってそこここに**巨大な蚊柱**が立つ。不用意に口を開けてそこに突っこむと、口の中に羽虫が入ってしまうほどだ。

こんな状態なのは篤志さんも予想していたらしい。彼は、体中に虫除けスプレーを

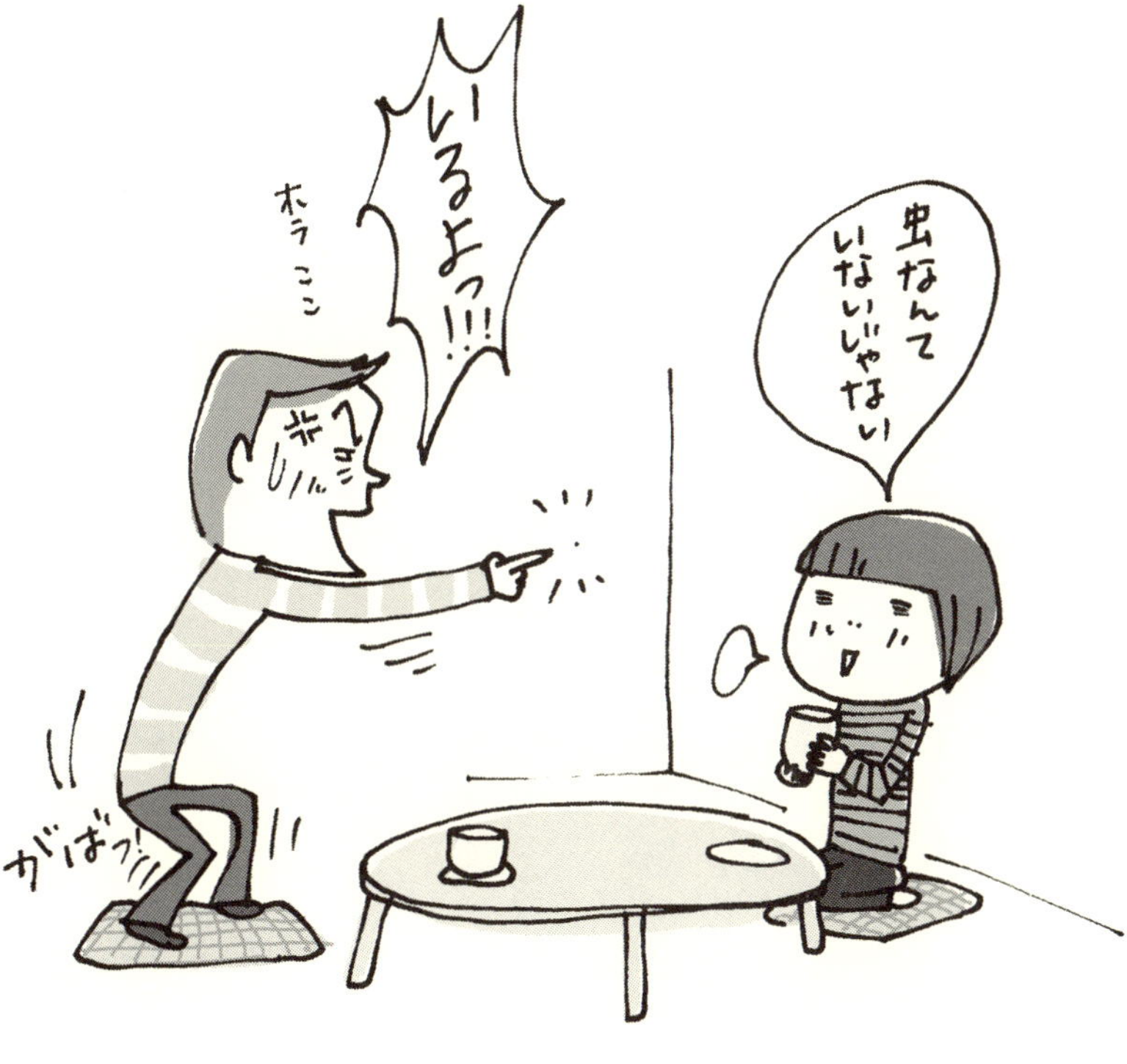
虫なんていないじゃない
いるよっ!!!
ホラ ここ
がばっ!

噴霧し、左右の腰に蚊取りマットをぶら下げていた。加えて彼は、足下用にも三つの蚊取り線香を持ってきていて、テーブルの下にそれを設置すると、煙にいぶされながら、そこから一歩も動かなくなってしまった。

「片づけを手伝ってよ」

「イヤだ。ここから動いたら虫にさわられる」

羽虫の十匹や二十匹、体にまとわりついたって、死ぬことはない。何をそんなに恐れているのかと、一緒に行った仲間は半ば呆れた。蚊に刺されるよりも、**虫除けスプレーと蚊取り線香にいぶされている方が何倍も体に悪い気がする**のに……。しかし彼はそのとき、本当にそこから一歩も動こうとしなかった。

そしてきわめつきだったのが帰るときだ。それぞれが車に乗って帰るとき、篤志さんは車内に強力なエアスプレーを噴霧していた。何のためかというと、ドアを開けたときに入ったであろう虫を、車外に追い出すためだった。

「**イヤなものはイヤ**なんだ」

いや、それはわかるけれど、そこまで徹底しなくても、虫は人を襲いません、って。

「あなた、絶対にシベリアには行けないね」

「なんで？」

「シベリアの夏は、会話もできないほど蚊が大量発生……」

「やめろ！　やめてくれ！　想像したくない」

篤志さんがシベリアに行くことはないだろうけれど、これではちょっと南の国へ、というわけにもいかなそうだ。これだけ虫除けが徹底していれば、蚊が媒介する熱病にも絶対にかからないだろうが。

賞味期限切れは即ゴミ箱行き

専業主婦の真奈美さん（三十六歳）は、賞味期限にうるさい。スーパーで買い物をするときには、決まって棚の一番奥から商品を取る。その理由は、「奥のもののほうが新鮮」だから。何が何でも新しいものを買う。だから、たとえ今日のうちに食べるものでも、賞味期限が迫っていて、「○%OFF」になっているものには手を出さない。

「今日食べるのなら、今日が賞味期限でもいいんじゃない？」

しかし真奈美さんは、「今日、食べるかどうかは、夫が帰ってこないとわからないし、もし今日食べられなかったら、それは捨てなきゃいけないじゃない」と言う。

「え？　そうなの？」と驚いた。

品質の保証期間である消費期限ならいざ知らず、賞味期限はおいしく食べられる期間だから、それを過ぎても必ずしも食べられないわけではない。食品の種類にもよるが、賞味期限というのはだいたい早めに設定してあるから、期限を過ぎてもたいていは食べられる。チューブの練りわさびなどは、賞味期限を一年以上過ぎても食べられたという話もあるくらいだし、生卵も冬場なら、期限から一週間くらいは問題がないそうだ。

ところが真奈美さん、この消費期限と賞味期限の区別がついていないようなのだ。食品についている「期限」が過ぎたら、片っ端から捨てていく。その理由は、「古い物を冷蔵庫に入れっぱなしにしておくと、**冷蔵庫の中が汚染される気がする**」から。

真奈美さんには、賞味期限が切れた物は、即座に腐っていくようなイメージがあるらしい。

たとえば、コンビニで総菜を買う。その日のうちに食べられなかったので冷蔵庫に入れておく。翌日、思い出して食べようとする。が、その期限の時間が過ぎていたとしたら、たとえ**一分のオーバーでも、即、ゴミ箱に捨てる**。

世間で売られている食品は全部、期限が過ぎた時点でいっせいに腐りはじめるのかというと、そんなことはない。冷蔵庫に保管しているわけだから、一時間や二時間、期限を過ぎたからといって健康に影響が出るほどのことはないだろう。気温の高い夏場に、生の食品を庫外に数時間、放置していたというのなら話は別だが、今の時代にそういうことはめったにないし、何より真奈美さんはなんでも冷蔵庫に入れる人だから、不用意に物を腐らせることはないはずなのだ。

そう、彼女は本当に何でも冷蔵庫に入れる。まずはパン粉。あるとき、生パン粉を買ったら「冷暗所に保管」と書いてあったので冷蔵庫に入れた。以来、乾燥パン粉も冷蔵庫に入れるようになった。「常温で保管」の真空レトルトパックも冷蔵庫に入れる。お菓子も、チョコレートがついたものは「溶ける」という理由で冷蔵庫に入れる。そのため、真奈美さん宅の冷蔵庫はいつも満杯だ。

真奈美さんは最近、六百リットル近く容量がある大型冷蔵庫を購入したが、それも間もなく満杯になってしまった。入れられると思うと**何でもかんでも冷蔵庫に入れてしまう**のだ。そして毎日、中身をチェックする。

チェックするのは賞味期限だ。お菓子ですら、賞味期限が切れたら捨てる。

もっとも、それだけボンボン捨てるというのは、無駄に物を買っているからだ。買ってきた物の三分の一は捨てているのではないかと思う。無駄な買い物をなくして、食べきれるだけを買っていれば、そんなに賞味期限を気にする必要もないはず。

これに関しては、真奈美さんは苦笑いをしてごまかす。自分でもわかってはいるのだが、どうしても無駄買いしてしまうらしい。

　第一に、真奈美さんは「特売」に弱い。予定していたメニューに関係ないものでも、安売りになっているとつい手を伸ばしてしまう。これが無駄買いの第一位。そして第二に、真奈美さんは専業主婦でありながら、買い物は一週間分、まとめ買いする。これが無駄を出すのだ。一週間、思い描いた通りに家族が料理を食べてくれればいいのだが、残業やつきあいが多い夫はしばしば外食をしてくる。そうすると予定していた食材が消費されずに残ってしまうのだ。

「まとめ買いをやめて、毎日必要な分だけ買い物をしたら？」

「そうは言うけど、主婦だって忙しいのよ」

「でも、まとめ買いをするから無駄も出るんでしょ？　それに、こまめに買い物をしていたら、いつでも新鮮な物を食べられるじゃない？」

「……」

　頭ではわかっているのだが、長年染みついた行動パターンは、なかなか変えられないらしい。その日に必要なものだけ、と思っても、買い物をしているとつい明後日、明明後日のメニューまで考えて、よけいな買い物をしてしまうのだ。

　そうして過去に買った物がどんどん忘れられていくから、毎日、冷蔵庫をチェックしないと、賞味期限切れが発生してしまう。買い物には無頓着で、賞味期限にこれだけ執着するのは不自然にも思える。

真奈美さんは実は、野菜にも賞味期限を勝手に設定していた。根菜なら一週間、葉物なら四日だ。真奈美さんは**自分で賞味期限を設定**し、メモを貼りつけて冷蔵庫に入れている。そして、その勝手な期限が切れたものも、迷うことなく捨てているのだ。

「じゃがいもなんか、半年くらい持つらしいよ」

「そんなに置いたら干からびない？　ベビーリーフは三日が限度よ」

たしかに、野菜のなかには日持ちしないものもある。もやしなどはその際たるものだが、それにしても、根菜で一週間というのは短すぎないだろうか。

「これは今までの経験から考えたのよ。キャベツなんか、一週間も置いておいたら切り口が黒ずむでしょ？　**腐ってるのよ**」

「切り口は黒ずんでも、全部が腐っているわけじゃないでしょ。黒ずんだ部分だけカットすれば食べられるわよ」

「いやよ！　気持ち悪い！」

どうやらキャベツなどの傷んで変色した部分を切り落とすと、包丁に傷んだ部分のばい菌がつくので、そのもの全部が食べられなくなると思いこんでいるらしい。この

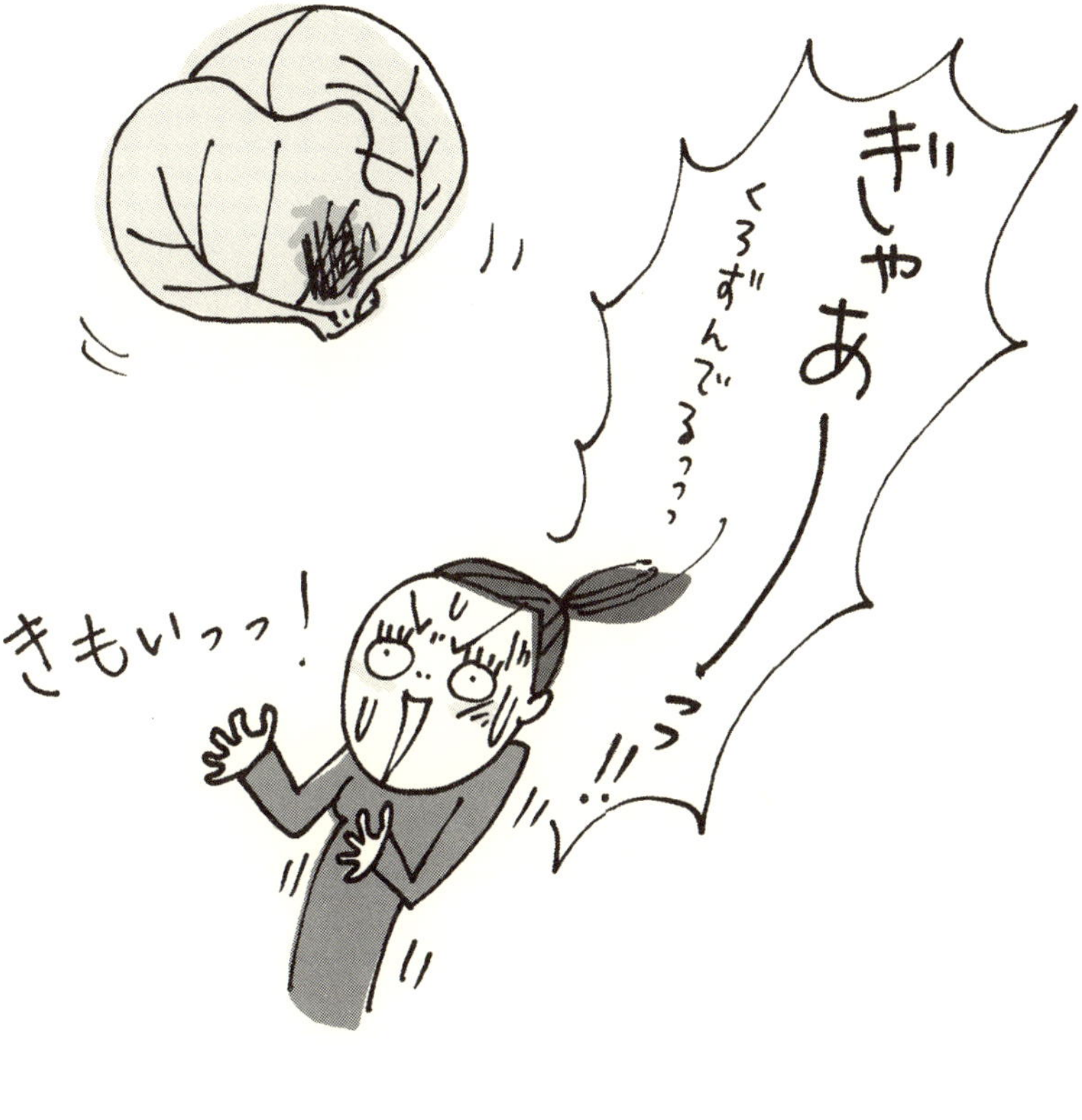
ぎじゃあーっ!!
くろずんでるっっっ
きもいっっっ!

思いこみが、**賞味期限切れ＝毒**、というイメージの元なのだ。

「だから、賞味期限と消費期限は似て非なるもので……」

「どっち も同じよ。期限には変わりないわ」

　真奈美さんのように考えている人は意外に多いのかもしれない。期限表示が義務づけられる前には、人はそれが食べられるかどうかを自分の舌や嗅覚で判断していた。期限表示ができたために、自分の五感に頼ることがなくなり、判断能力が衰えているのだろう。表示に書かれた数字が絶対的なデッドラインに見えてしまうのだ。

「だったら、自分で作った料理はどうしているの？」

「その日のものはその日に処理する。食べ残したら捨てるわよ。当たり前じゃない」

　ということで、真奈美さんの家では今日も**大量に生ゴミが発生**している。食べられるものもどんどんゴミにしてしまう。真奈美さんの中の「期限切れ＝毒」のイメージは、確固として居座っている。

6

ケッペキになるにはワケがある

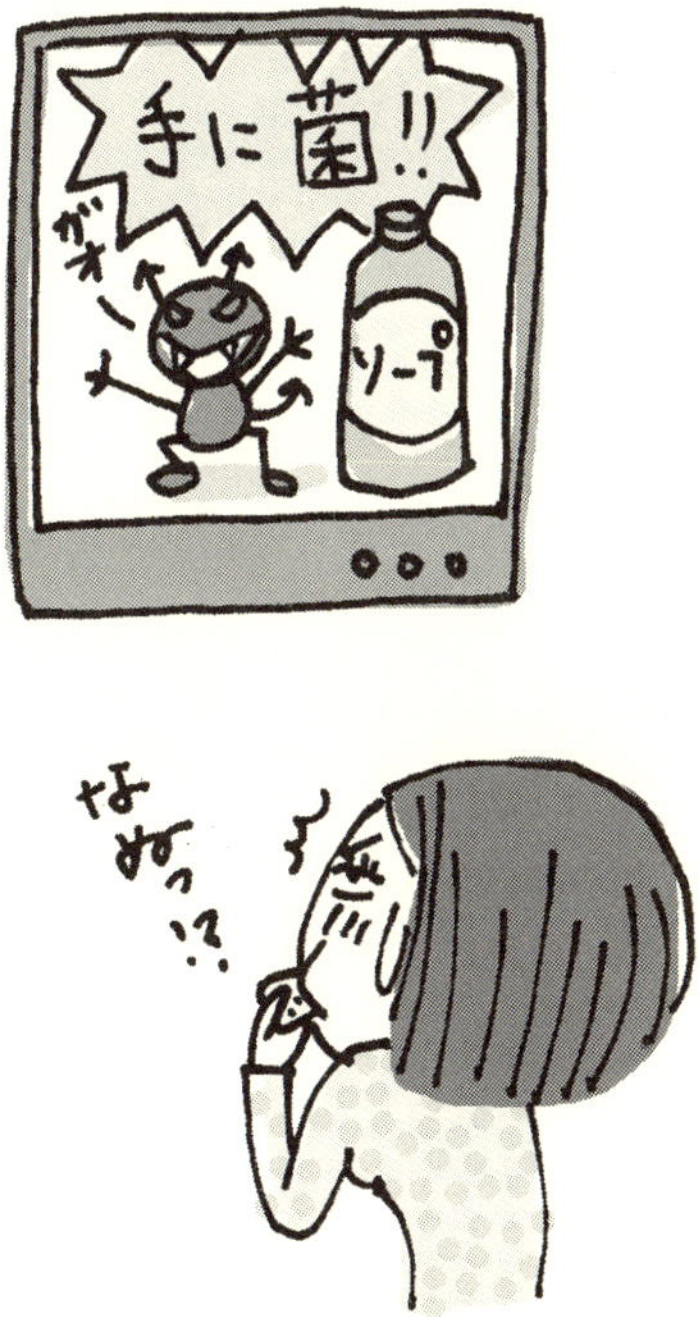

衛生面では親の影響が大

潔癖症というのは、ある日突然なるものではない。一番大きな影響を及ぼしているのは、幼少期の家庭環境だろう。**親が潔癖だと、子も潔癖になる。**

それを裏づけるのは、兄弟のいる人の場合だ。兄弟がいる人の場合、第一子というのは比較的潔癖になりやすい。というのは、誰でも最初の子どもは大事に育て、衛生面にも神経質に気をつかうが、二番目、三番目ともなると、育児慣れした母親は、衛生面でもかなりいい加減になるからだ。

だから、一人っ子も潔癖になりやすい。一人っ子というのは他人とのふれあいが少ないし、つねに親の視線を受けていて、衛生面についても事細かに教育される傾向があるからだ。

私の場合もそうだった。すごくきれい好きな母親だったので、しょっちゅう「手を洗いなさい」とか、「着替えなさい」と言われていた。そのせいか、幼稚園に上がったとき、私はほかの子どもと**どろんこ遊びができなかった**。食器も、いつも決まった自分のものしか使っていなかったので、他の人と共有の食器は、どんなに洗ってもらっても使えなかった。

そんな性格が原因とは思えないが、生まれたときから体が弱かった私は小児科の常連で、あるとき母が、話のついでだったのだろう、そんな私の様子を医者に話した。医者は、「お母さんがあんまり手をかけるから、子どもが神経質になるんです。このままでは潔癖症という病気になりますよ」と言い、私を汚れに慣れさせるように指導したという。

子どもは汚れるものだと教えられた母は、私をはだしで砂遊びさせるようになった。母の努力の甲斐あって、私は深刻な潔癖症にはならなかったが、大人になって潔癖症で悩んでいる人というのは、概して幼少期の親の影響が大きく、何らかのトラウマが原因になっている。

とりわけ**母親の影響は強い**。子どもには何が汚いかという判断はできないから、母親が「汚い」と言えば、それは汚いのだと刷りこまれてしまう。三つ子の魂百まで、ではないけれど、幼少期に刷りこまれたことは、大人になっても消えないし、頭では問題ないとわかっていても、生理的に身体が受けつけなくなることが往々にしてある。

理屈ではないから、こういう人の潔癖症は鉄壁だ。くもりひとつ、ほこりひとつない清潔な環境にいたいという感情は、何者にも崩せない。生まれ育った家ではそれが当たり前だったこともあって、掃除の手を抜くことは考えられないし、何より手を抜いてしまうと、それまでの**自分の生き方を否定する**ことになるような、そんな気にもなるらしい。

しかし、神経質に育てられた子というのは抵抗力が弱い。几帳面でよく気がつくから、ちょっとしたことにも違和感を覚えてしまう。そういう人にとって、世間の不衛生な様は目に余るだろう。自分では当たり前と思っていたことが何一つ通用しないというショックに加え、それまで考えもしなかったいい加減さがまかり通っていることから、悪い方向への想像が、否が応でもかきたてられる。

そう、神経質な人というのは、**想像力が人一倍たくましい**のだ。それも親の影響が大きいからだと思うのだが、どうすればそんなにリアルに想像できるのかとビックリするくらいだ。

ある人は親に、手を洗わないとどうなるかを、懇々と説明されて育ったのだという。おそらく親は、少しくらい驚かさないと子どもが言うことをきかないからと、オーバーに言っていたのだろう。けれど当の子どもは、言われたことをそのままインプットし、**具体的な恐怖**として覚えてしまった。それは大人になっても心の奥にへばりついてはがれない。

またある人は、何も言わない母だったけれど、とても清潔な環境を維持している家庭で育った。幼い頃の世界がそうだったから、世の中は全部そうなのだと思っていた。ところが、外の世界に出てみると、自分の家とは似ても似つかない不潔な環境もあるということを知った。世界が広がったことで、少しは抵抗力ができたかというとそういうことはなく、汚れたところに行くと、目に見える汚れだけでなく、慣れない臭いなどにも抵抗を感じ、**吐き気がする**ようになったという。

子どもの頃に、他人との接触が少なかった人も潔癖症になりやすい。母と子だけの環境にいると、世界が狭くなり、他人のやることに**違和感を覚える**ようになるのだ。世の中には多種多様なものの考え方、行動パターン、感覚の違いがあることを、幼少期から知っている人と知らない人とでは、適応力に大きな差が出る。

たとえば、お年寄りがいる大家族で育った人に、潔癖症の人はあまりいない。大家族だと一人一人に手をかけられないから、大雑把に育つケースが多いのと、お年寄りがいることによって、幅広い人間のあり方を知るからだ。

ところが、核家族で一人っ子、母は専業主婦ともなると、よっぽど母親が外向的な性格でもない限り、他人、それも幅広い年代の人と触れあう機会はおのずと少なくなるので、何事にたいしても免疫が少なくなる。そのため、大人になって外に出たとき、経験したことのないことに直面すると、抵抗感を覚えやすい。

特に、家に閉じこもりがちで育った人は、公共の場の汚さに敏感に反応するきらいがある。清潔な環境しか知らずに育っているから、ちょっとしたことを大げさに受け取ってしまう――世の中には、自分の基準に当てはまらない人の何と多いことか。**世の中には不潔な人が多すぎる。**自分の家では、そんなことはありえなかった。自分と同じことができない人は汚い――そう決めつけてしまうようだ。

とにかく、生まれたときから潔癖な人というのはいない。潔癖症は、育った環境に大きく影響される。

知り合いの女性が、「うちの子は神経質で困る」と言っていたが、誰あろう、その彼女自身が人一倍、神経質なタチだった。でも、本人は気づいていない。自分と同じことを子どもがしているだけで、外から見れば似たもの親子なのだが、母親は子どもが自分の鏡だとは思いもしない。

「あなたが口やかましく言うから、子どもがそういうふうになるんでしょう。あなたたち、すごく似ているわよ」

「まさか。私はあんなに神経質じゃないわ」

「自覚してないだけよ。あなた、自分では無意識のうちにやっているから気づかないのよ」

「そうかしら?」

人のふりを見て我がふりに気づくというのはよくあることだ。このことをきっかけにその親子が潔癖症から抜け出せたかというと、そういうことはなかった。母親は相変わらずで、子どもはそれをなぞるように神経質に手を洗う。幼稚園のお友達のなかにいて、泥のついた手でさわられると火がついたように泣く。その光景を見ながら、その子の行く末を考えて、他人事ながらため息が出てしまった。

罪つくりなコマーシャル

ばい菌恐怖症の人たちの潔癖さに、拍車をかけているのが昨今のテレビコマーシャルだ。

「手はばい菌だらけ」「外にはウィルスがいっぱい」「生ものを切ったまな板は不潔」などなど。それでなくとも気にしているのに、それをあおり続けるテレビコマーシャルの害ははかりしれない。

昔の人はばい菌のことなど気にしていただろうか?

ばい菌は急に増えたわけではない。昔も今も、菌があるのは変わらない。それでも健康でいられたのは、体の免疫力の強さもあったのだろうけれど、それ以上に自然な方法でばい菌に打ち勝つ知恵があったからだ。そして、ある程度、菌があるのが当たり前という開き直りもあったから、昔の人はばい菌にたいして今ほどヒステリックにはならなかった。

たしかに、生ものを切ったまな板を、じくじくぬれたまま放置したら、ばい菌も繁殖するだろう。だからといって、生ものを切っただけですぐに「不潔」ということにはならない。生ものが不潔なら、料理などできないし、何より刺身などは絶対に食べられないはずだ。

まな板の場合、普通に洗浄して乾燥させれば、人体に害が出るほどのばい菌は繁殖しないのだが、洗剤を売らんがため、メーカーはそれがあたかも「危険」であるかのごとくオーバーに表現する。それを真に受けてしまう人がいるから困るのだ。

「除菌しないと病気になる」「世の中はばい菌だらけ」「外は不潔だ」「水まわりは不潔だ」「人間は不潔だ」

そう言ってしまったら、普通の生活などできなくなるのは明白だ。

実際、このようなコマーシャルやテレビ番組に影響を受けて、普通の生活ができなくなっている人はたくさんいる。何でもかんでも除菌、除菌。ヒステリックに除菌しまくっていると、普通の人が激しく汚く見えてきて、**人間不信**にもなってしまう。

そんなに世の中、汚いだろうか？

もともと人間は、無菌では生きていけない。皮膚の上には常在菌がいて、これが体を守ってくれている。お腹の中にもさまざまな菌がいる。もし、腸の中を除菌してしまったら、生きるために必要な消化酵素が作れなくなってしまう。だから何でも除菌すればいいというものではない。

ところが、ばい菌を目の敵にしている人には、この事実が通用しない。「除菌しすぎると抵抗力がなくなって、よけいに病気にかかりやすくなるらしいよ」と言えば、「ばい菌に触れなければ病気にはならないんだから、やっぱり清潔に保つ方がいいに決まっている」と返してくる。潔癖症の人々の思いこみの激しさは、一種の信仰のようだ。

また、潔癖な人々というのは、こういった除菌にかんする情報に敏感だ。普通の人なら聞き流してしまうことを、敏感にキャッチする。彼らは想像力がたくましいから、説明されていることを、頭の中でビジュアル化してしまうのだろう。具体的な映像となった情報は、ちょっとやそっとでは消えない。

「この間テレビで、手を洗わないとどうなるのかをやっていたのよ。繁殖した菌を見て、私、ゾーッとしたわ」

「たしかに、皮膚にある菌を培養したら、そりゃあすごい量の菌が繁殖するでしょうよ。でも、それと同じ量の菌が皮膚の上で繁殖するわけないじゃない。いくら不潔にしているからといって、**体中にカビみたいに菌が繁殖してる人**なんている？」

「でも、そういう菌があることには変わりないでしょう？　それを私たちは不用意に口にしているかもしれないのよ。危険じゃない」

「いや、体の中に入ったからといって、体内で繁殖するかといったら、必ずしもそうじゃないんだから、そんなに気にすることはないんじゃない？　人間には免疫力があるんだし……」

「そういうことを言ってるから病気にもなるんでしょ？　もっとテレビの言っていることを信じなさいよ。本当に怖いんだから」

　こういう人には何を言ってもダメだ。一を十にも百にも拡大して言うのがテレビだと言ってみても、恐怖が先に立ってしまって、人間の抵抗力を信じることができない。

　そうしてやっきになって除菌している人は、実際、弱い。すぐに風邪をひくし、お腹も壊す。そして、それがさらに彼らを除菌へと追いたてる。つまり、除菌が甘かったから病気になったと考えるのだ。そして、その人はどんどん抵抗力をなくしていく。

だから、いたずらに彼らの恐怖をあおるのはやめてほしいと思う。

コマーシャルを見ていると、当の除菌グッズを作っている人々は世の中の菌についてどう思っているのか、聞きたくなってくる。そんなに言うほど、世の中の菌は危険なのだろうか。本当にそう信じているのだろうか。

手術をはじめる外科医よろしく、ものに触れるたび手を洗い、四六時中、除菌シートが手放せない人がいる。料理の最中に何度もまな板に除菌効果のある洗剤を振りかける人がいる。台所のスポンジを何分もかけて洗っている人がいる。それもこれもみんな、テレビコマーシャルがそう言っているのだから、**自分のやっていることは正しい**と信じているのだ。

しかし、テレビが言うほど世の中は汚くない。本当にテレビの言うとおりだとしたら、人間はこれほど繁栄できなかったはずだ。でも現実には、下水道が整備されていない時代から、人間は元気に暮らしてきたのだ。

たくましく生きるためには、除菌は百害あって一利なし。もっとメディアは本当のことを言うべきだと思う。

ある日目覚める潔癖症

潔癖症になる人は、物心がつく以前から、潔癖になる素質が養われている。けれど、成長してどの程度、潔癖になるかは人それぞれだ。私のように、幼少時にはかなり潔癖だったのに、母親の方針転換もあって、成長するにつけ、いい加減になっていく人も少なくない。

では、潔癖の素質に磨きをかけてしまう人は、何がきっかけになるのだろう？

話を聞くと、ほとんどの人が、**ある日突然、イヤになった**と言う。段階を踏んでイヤになるわけではないらしい。あるとき、感覚的にひとつのことがイヤだと感じてしまうと、それが引き金になって、それまで気にもしていなかったあれもこれもが異常に気になりだすようだ。

ひとつ特徴的だったのは、一人暮らしをきっかけにそうなった人がけっこう多いことだ。家族と暮らしているときは、自分がしなくても母親がやってくれていたので気づかなかったが、自分でやりはじめると、環境を清潔に保つには何をしなければいけないのかがわかってきて、それを実行しているうちに、どんどんエスカレートしてしまったというパターンだ。

自分がここまでできるのに、世間の人はまるでなっていないと、イライラしているケッペキさんたち。きれいにするプロセスを知ることで、汚れていくプロセスもわかるわけだから、それを放置している人々のいい加減さに腹が立つ。また、他人事だと手を抜くということもわかってくるので、**他人が信じられなくなる**。そういう姿勢でいるから、ケッペキさんは浮いた存在になってしまうのだ。

何もそこまでやらなくても……と思うのが普通の人。しかし、潔癖な人に言わせると、そこまでやらないと自分の身が守れないのだ。

潔癖症になるには、必ず何かきっかけがある。そしてそれは、ある日突然訪れる。それがなければ、そんなにひどい潔癖症にはならなかったにちがいないのだが。

きっかけはちょっとしたことでも、そこから想像力をふくらませて、大仰なことにしてしまうのが、彼らの特徴だ。

で、いったん導火線に火がつくと、火種はなかなか消えてくれない。それどころか、どんどん炎が大きくなっていく。

外食が苦手になったという人たちは、子どもの頃はそんなに気にしていなかったようだが、自炊するようになって、食器の汚れの落ちにくさとか、水垢の跡などを知り、徹底して洗浄しないと、後で自分が不快な思いをすると気づいた。では、そういう徹底した洗浄を、忙しい店で完全にできているのだろうかと疑問をもったのがきっかけだったと彼らは言う。実際、よく観察すると、規模の小さい店では設備も人手も十分ではないので、自分がやっているようなことができていない。一つの店でそういう光景を見てしまうと、ほかも全部同じだろうと思ってしまう。

また、飲食店で働いているときに、自分のルールで仕事をしていたら、そんな無駄なことはするなと言われ、外食産業に不審を抱いたという人も少なくない。

蛇口がさわれない人も、どういう人が蛇口に触れているかを見なければ、こんなに極端な潔癖症にはならなかったにちがいない。見てはいけないものを見てしまったから、一事が万事、みんなそうだと思ってしまったのだ。たまたま、そのときだけのことだったかもしれないのに。

潔癖な人々というのは、自分のやっていることは正しいという信念を持っている。だから、目の前にいるいい加減な人を理解しようなどとは思わない。他人がやっていることを見るにつけ、許せないことがどんどん増えていく。自分だけはこんなことはしない——他人の行動をチェックするたびに、自分を戒める思いを強めていく。それだけならいいけれど、そういう思いが強まるほど、他の人がやることなすことが気にくわなくなっていく。だから、**潔癖な人というのは排他的だ。**

「そんなの当たり前じゃない。だって、私がしていることを他の人はできないんだよ。私の基準に合格する人なんて、誰もいないんだから。そんなに私は特別なことをしているとも思わないけど……。そういう、できない人を認めろというの？　どうして私だけが我慢しなくちゃいけないの？　これでもずいぶん我慢しているんだけど」

こういう思いにとらわれてしまった人の意識を変えるのは難しい。生理的にイヤだと思っているものを、理屈で変えさせようとしても無理だ。

潔癖すぎると弱くなる

ずぼらな人というのは、神経が鈍感なのだろう。部屋が乱雑で汚れていても平気だというのは、汚れにたいして意識が麻痺しているのだ。汚れがきれいに落ちていない食器で食事ができるのも、ろくに見ていないから気づいていないのだと思われる。

そう考えると、潔癖な人というのは神経が過敏だ。いつも緊張していて、他の人がろくに見ないところにも鋭く視線を走らせ、隅々までよく気がつく。

こういう人は、**普通の人の何倍も気疲れする**のではないかと思う。普通の人が気に止めないところがいちいち気になるのだから、心が安まる暇がないだろう。加えて、普通の人の何倍も大きなショックを感じるから、心の傷も人一倍大きい。

だから、**潔癖な人の心はもろい。**変化に対応する柔軟性がない。潔癖な人が頑固なのは、心に余裕がないからだ。

自分の中で作りあげたルールを絶対に逸脱できないケッペキさんも、ときには自分でも辛くなるらしい。

毎日、何度も掃除機をかける主婦は、「本当はもう、掃除などしたくないと思うけれど、ホコリを完全にシャットアウトすることができないから仕方がない。やってもやってもきりがないから、ときには泣きたくなる」と言う。つまり、自分でも苦しいと感じているのに、それを止める勇気がない。いっそのことホコリを浴びてやろうという開き直りができない。だから、**べそをかきながらでも掃除を続ける。**

整理整頓魔の人も、一つでもものが乱雑に放置されていると、それだけで極端にイライラしてしまうのだという。そんなことを言ったら、とてもオフィスの中にはいられないのではないかと言うと、まったくその通りで、いつもすごく居心地の悪い思いをしているのだという。

気持ちの休まるときがないから、次第に仕事をするのが苦痛になってきたという人

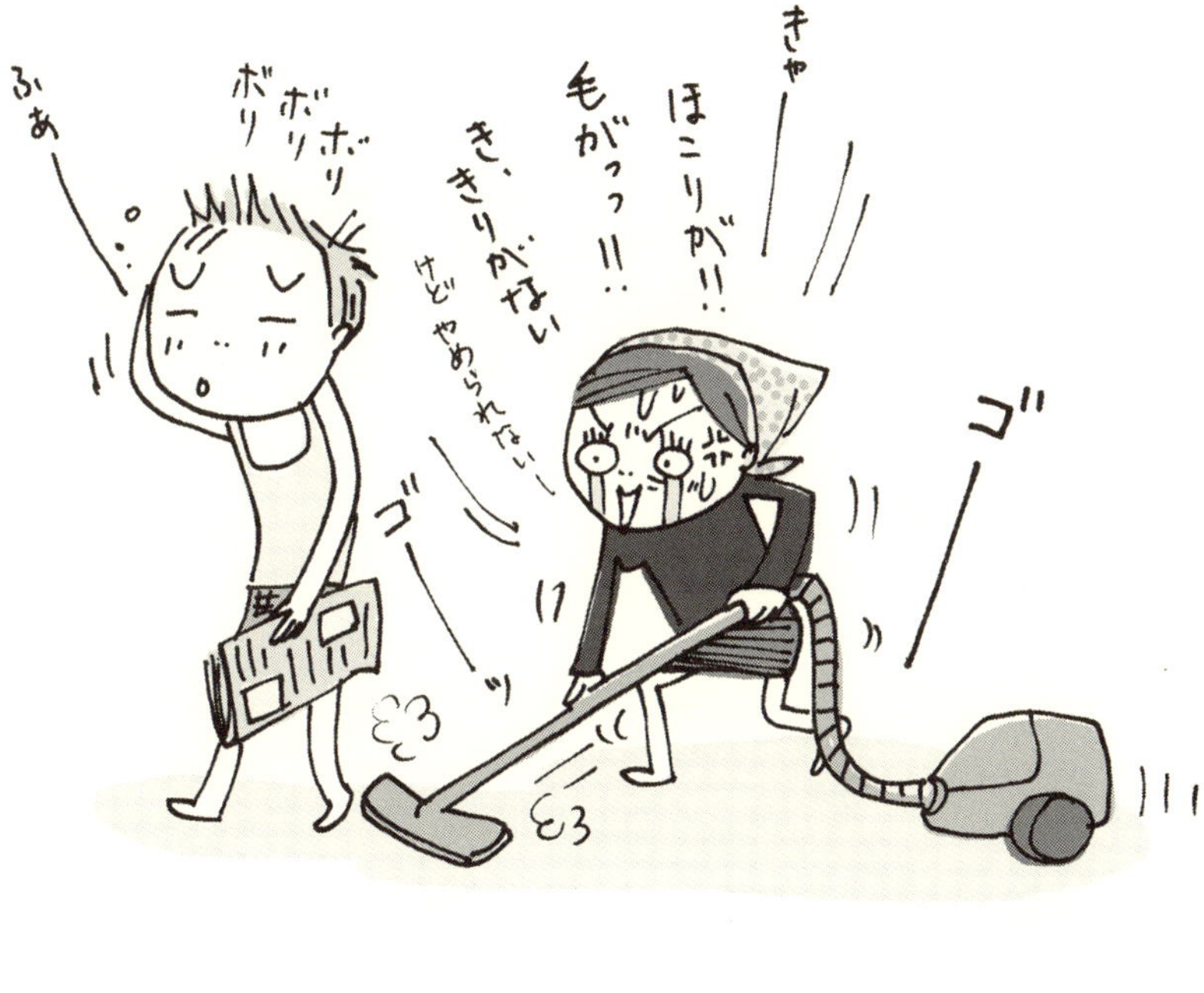

きゃ
ほこりが!!
毛がっっ!!
き、きりがない
けどやめられない
ゴー
ゴーッ
ボリボリボリ
ふぁ

もいた。その仕事自体は好きなのだが、自分が納得のいくような環境を整えてから、自分のやりたいようにやると、どうしても時間が足りなくなるし、そのやり方を他の人は評価しないので、自分には能力がないと思いこんでしまう。

潔癖であることは立派だけれど、そういう人たちは実は打たれ弱く、どこかもろいイメージがある。もう少し図々しくなれたらいいのにと、私は同情したくなる。

潔癖な人の心は実に繊細で、ガラスのようにもろい。でも、普通の人から見ると、潔癖な人の言動は頑固一徹なので、逆に強靭な人だと思われてしまう。頑固な人ほど、実は傷つきやすいと気づいている人は少ない。

さらに、**潔癖な人は肉体的にも脆弱である。**これは前にも書いたように、抵抗力の低下が関係している。除菌しすぎて抵抗力が弱り、弱い菌にも反応するような体になってしまうのだ。

自分の子どもがひ弱で困っているという母親も、子どもを育てている環境が、病院の無菌室顔負けの徹底除菌ぶりだった。これでは子どもに抵抗力がつくはずがない。

蒸留水の中では金魚だって生きていけない。それと同じように、人間というのは、清も濁も飲みこんでこそ、心も体も健康でいられるのだ。少しは汚れて、抵抗力をつけなさいよと、口をすっぱくして言ってみたが、ケッペキさんたちにはことごとく理解されなかった。

　人間は神様ではないのだから、完璧ということはありえない。必ずどこかに不足が出てくるものだが、潔癖な人にはそれが許せない。何でも**完璧にやらないと気がすまない**。だから、いつも心が満たされない。

　イライラがつのるだけで心の病になってしまう人もいる。潔癖な性格自体がすでに病的だとも言えるけれど、それが悪化して、うつになってしまう人もいる。

　何をどうしても世の中は自分の思い通りにならないというストレスから、抑うつ状態になってしまった人がいた。うつになると、しゃきしゃき行動できなくなるので、だんだん、自分が決めたルールも守れなくなってしまう。あるいは、呆然としながら同じ行動を何度も繰り返す、ということもある。

　その人の場合は、一度手を洗いはじめると、三十分たっても洗面所から離れられなくなった。彼女は**泣きながら手を洗っている**のだけど、次の行動に移れない。じゃあ今度は掃除をしようと思っても、思い通りに体が動いてくれない。

　この、何をどうやっても自分の思い通りにできないということが、彼女のうつを急速に進行させていった。彼女は、やりたいことができない状況に、四六時中、泣いていた。私は、もしかしたら彼女は自殺してしまうのではないかと本気で心配したのだが、同じように考えた医師が入院を勧めたので、彼女は最悪の状態を迎えることなく快方に向かっていった。そして同時にこのとき、彼女の潔癖症を見抜いた医師によって、意識改善も行われた。

潔癖なままだったら、彼女はすぐにうつ病を再発させていただろう。けれど、意識改革ができた彼女は、実に社交的でアクティブな女性へと変貌した。もちろん、そうなるには相当の時間を要したのだけれど。

彼女は、「潔癖も、立派な病気だと気づいた」と、てれながら言った。

7

ケッペキが治った人たち

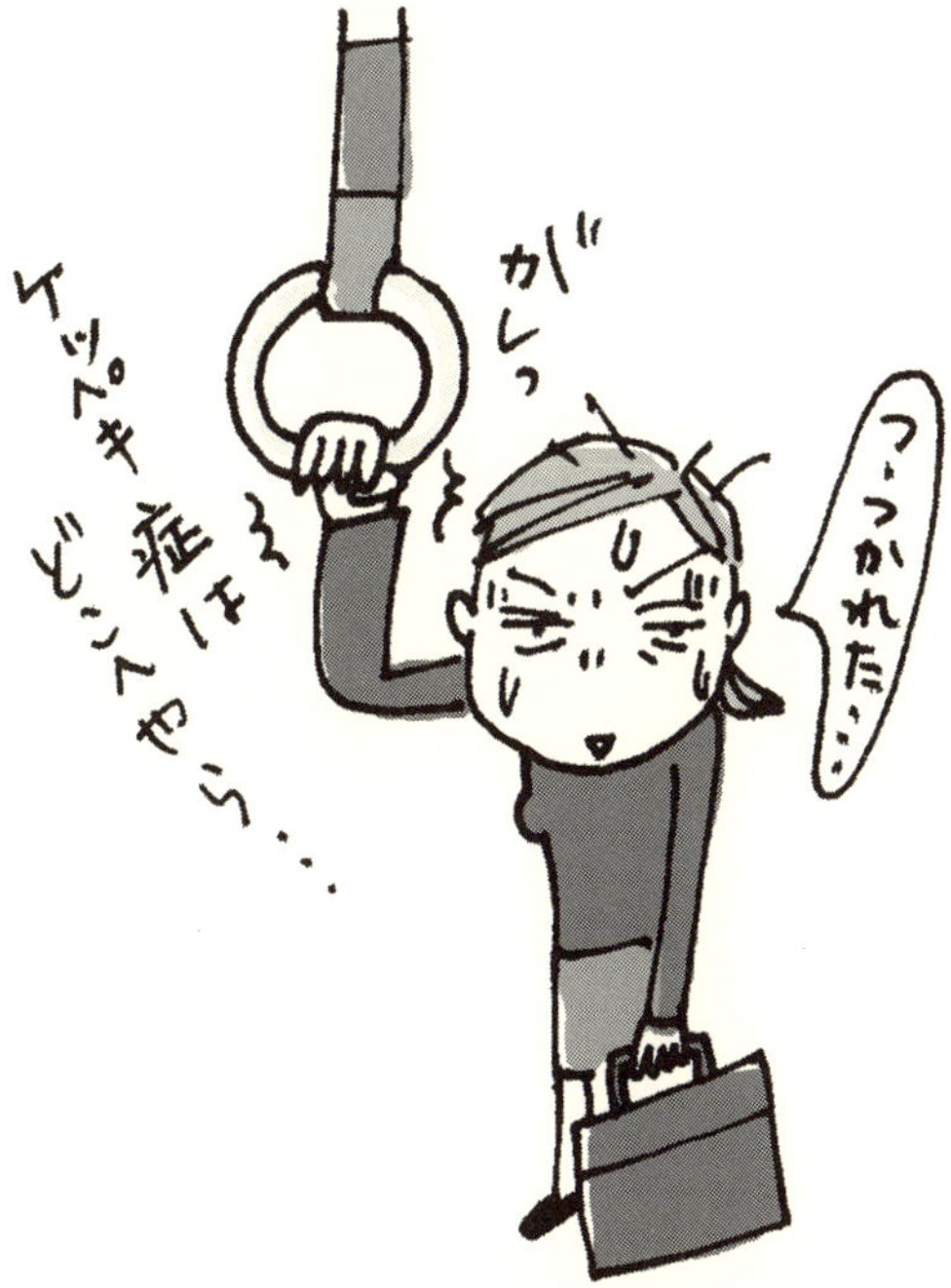

ケッペキ症はどこへやら・・・
ガしっ
つ・つかれた・・・

潔癖症は先天的ではないから

潔癖症は先天的なものではないから、生活習慣と意識改革によっては、いずれ自然に治るということもある。

強迫神経症などの場合は、行動療法という方法で治療をしているようだ。

行動療法というのは、実際に自分の行動を変えることによって意識を変え、脳の回路を変えていくというもの。一度手を洗いはじめると、十回以上も手を洗って、それでも気がすまない人の場合では、一度の洗浄をまずは八回に減らし、次に五回に減らし……、そうやって徐々に回数を減らして、最終的には一回で満足するようにもっていくのだという。

不安神経症の場合も、特に向精神薬などを使わなくても、根気よくカウンセリングをすることで快方に向かうらしい。

しかしこれらは、限度を超えて病気になってしまった人の場合であって、本人にそうした自覚がなく、まわりも目をつぶっている場合は、なかなかその性癖を変えることはむずかしい。潔癖症の場合は、まずはその意識改革に重点が置かれるわけだから、日常的にフォローしてくれる人が身近にいなければ、素人が老婆心からたまに口先でいくらたしなめても、本人は逆に**意固地になっていくばかり**だ。

実際、「そんなに気にすることないよ」と言われると、「誰もわかっちゃいないいんだ！」と反発して、ますます潔癖に磨きがかかる人は少なくない。だから、潔癖な人にたいする物の言い方には細心の注意が必要だ。

でも、私の母がそうしたように、周囲が意識して、無理のない範囲で実質的な行動療法を続ければ、潔癖症は案外、簡単に治るものだとも思う。人間というのは慣れの生き物だから、少しずつ慣れることからはじめれば、やってやれないことはない。

ただし、大人になってからでは、慣れるまでのハードルはかなり高いかもしれない。ケッペキさんたちは往々にして想像力がたくましいし、総じて頑固だ。よっぽどドラスティックな出来事にあって、ショックを受けて開き直る、ということでもなければ、潔癖症を治すのはそう簡単ではないだろう。

とはいえ、大人になってから、とあることから潔癖症を解消した人たちがいる。

「おれ、今だからこそ大丈夫なんだけど、以前はこんなこと、絶対にできなかったんだよな」などという話を聞き、そのときの当人からはとても想像できないとビックリしたことが何度かある。どうしたらそんなに一八〇度変われるのかと、心底驚いたものだった。でも、これまた人間というのは不思議なもので、いったん、もう大丈夫だと思うと、けっこう大胆に変われるらしい。

その後、潔癖症は再発しないのかと言われると、そこは個人差があるのでなんともいえないが、潔癖でいるにはそれなりに環境が整っていなければならないことを考えると、その環境が失われた時点で、もうそんなことにはこだわっていられない、となるらしい。

ということは、潔癖とはある意味、**贅沢な病**だと言えるだろう。

ただし、なかには一生、治らないかもしれない、と思わせるタイプもある。それは、人づきあいにおける潔癖症だ。

型にはまった考え方しかできず、臨機応変な対応ができないタイプというのは、もともとの性格がなせるワザだとも言えるので、こういうタイプの意識改革をするのは容易ではない。何かショックを与えて……というやり方も、下手をするとその人の人格自体が壊れてしまいかねない。

げに、ケッペキさんたちは非常にデリケート。

取り扱い要注意。

ちょっと面倒くさい人だなあと思っても、ある程度は許容してあげることが必要だ。

そして、これは異常だと思ったら、すぐに神経科を受診することをオススメする。

最近、とみに増えている神経症は、病の度合いも深刻になっており、社会生活に支障をきたすほどなのだから。そして何より、面倒だとけむたがる周囲の人以上に、本人が一番大変な思いをしているのだから。

ということで、最後の章では、思いもかけないショックを受けた結果、潔癖症を解消できた人をご紹介しよう。

こんなことで人間は変われるのか、それならどうして潔癖症になどなったのかと、話を聞くとばからしくなるかもしれない。けれど、現実とは、得てしてこういうものなのではないだろうか。

潔癖になるのもちょっとしたきっかけからなら、それを解消するのも、ちょっとしたきっかけだったりするのだ。

ぼくを変えたアジア

昌明さん（三十二歳）は、無類のキレイ好きだけれども、なぜか混沌としたアジアも好きだった。まだ、そちら方面に旅行をしたことはなかったけれど、いつかは、大好きなノンフィクション作家、沢木耕太郎が歩いた大地に立ってみたいという希望をもっていた。

しかし、昌明さんはまだ知らない。写真だけでしか見たことのない世界が、実際、どれほどのカオスなのか。

一念発起で、昌明さんは、香港、マカオ、タイ二週間の旅に出ることにした。貯金がたまったのと、有給休暇を全部使う覚悟ができたからだ。

香港ではホテルに泊まらず、沢木耕太郎も泊まったチョンキン・マンションというゲストハウスを利用することにした。

正確に言うと、チョンキン・マンションはそれ自体が宿というわけではなく、小さなゲストハウスが集まった雑居ビルで、その中のどの宿に沢木耕太郎が泊まったのかは定かではない。

昌明さんはガイドブック片手に悩んだが、ゲストハウスの数が多すぎて、どれがいいのか皆目見当がつかない。とにかくシャワーだけは何とか確保したいと思っていたところに、建物の入り口で客引きをしている男性が声をかけてきた。

「シャワーあるよ。キレイだよ」という男に、昌明さんは「新しい？」と聞いてみた。男はしばし首をかしげていたが、「新しいよ。キレイだよ」と繰り返す。

面倒くささも手伝って、昌明さんは男に促されるまま、その見知らぬゲストハウスに泊まることにした。

中に入って昌明さん、まずはビルの古さに驚いた。いつワイヤーが切れてもおかしくないと思われるほどガタガタ揺れるエレベーター。掃除はしているのかもしれないが、その古さから、建物全体が**薄汚れた感じ**だ。

「おれは、こんなところで本当に寝泊まりできるのだろうか？」

案内されるうちに、不安はどんどんふくらんでいく。そして、目的の宿で部屋を案内されて絶句した。古いのは仕方がない。けれど、ベッドは板敷きで、そこに薄いマットレスが敷かれているだけ。まあ、それはいい、それはいいが、そこに敷かれた**シーツがしみだらけ**なのは許せない。シャワーも、あることはあるが、便器の横に後から取りつけたようで、シャワーを浴びると、もれなく便器がずぶぬれになる。

「いや、これはちょっと……」

清潔な白いシーツの上でしか寝たことのない昌明さんは躊躇した。この部屋ではきっと、自分は寝られない。ベッドに腰をかけることさえできそうもない。**汚すぎる**。トイレの中で体を洗えというのもどうかと……。

「もう少し、キレイな部屋はない？　高くてもいいよ」

「ここが一番いい部屋。ほかにはない。ここに泊まる。ＯＫ？」

「いや……」

沢木耕太郎の旅を体験してみたいけれど、しょっぱなからこれでは、とてもじゃないが旅なんかできない。一人、取り残された部屋で、仕方なく小さな窓の外を眺めてみると、向かいのビルのひさしの上に、上の階から投げ落とされたゴミが山のように堆積している光景が、目に飛びこんできた。

「ここは……**ゴミためじゃないか**」

昌明さんは、あまりのショックに、しばらくその場を動けないでいた。

結局、ほかに選択肢もなく、その部屋に泊まったが、当然、その日は一睡もできなかった。とてもじゃないけれど、このベッドに体を横たえることはできなかったのだ。一晩中うなり続けるエアコンもうるさかった。音のわりには全然冷えないエアコンの下で、昌明さんはじっとりと汗をかく。シャワーを浴びたいけれど、それはトイレの中。そんなところで体を洗うなんて気持ち悪い。

もう本当に、どうしたらいいのかわからなかった。

水を買いに行こうと部屋を出たとき、隣の部屋の客と顔を合わせた。白人で、髪の長い、可愛い女の子。

「ハロー」

「ハロー」

にっこり笑った笑顔が印象的だった。

あんな女性も、こんな部屋に泊まっているのか。平気なんだろうか、シミだらけのシーツでも。平気なんだろうか、窓の外がゴミためでも。

主旨をまげても、これからはきちんとしたホテルに泊まろうと思っていた昌明さんは、その女性の存在に少なからずショックを受けた。

おれ、こんなヤワでいいのか？

旅先のテンションが、昌明さんに勇気を与えてくれたのかもしれない。

白人の女の子に刺激され、よし、大丈夫、と、一時は自分を励ましてみても、やはり、生理的にイヤなものはイヤで、昌明さんは二日目の夜もほとんど眠れなかった。シャワーを浴びる気にもなれないので、シャツはかなり汗臭くなっている。でも、トイレの中でシャワーを浴びたら、もっと自分が汚れるような気がする……。

八方ふさがりで、**泣きたくなった。**

いまからでも遅くない。やっぱり近くのホテルに鞍替えしよう。ほとんどそのままの荷物を持って、昌明さんは部屋を出る決意をした。ここにいたのでは、気分よく観光を楽しむことはできない。そうして、宿のフロントに行くと、またしてもそこに、先日の彼女がいて、宿のオーナーと談笑していた。彼女はオランダから来たバックパッカーだった。

「この宿はとてもキレイね。ちょっと高いけど、気に入っているわ」

彼女はそう言って、微笑む。

この宿がキレイだって？　じゃあ、この人はいままで、どんな宿を渡り歩いてきたんだ？

自分の感覚とのあまりのギャップに、昌明さんはまたしてもショックを受けた。

荷物を担いでチェックアウトを申し出るつもりでいたのに、うら若い女性にこんなことを言われては、自分だけおめおめと降参するわけにはいかない。

昌明さんはそのまま部屋に戻り、覚悟を決めて、件のベッドに横たわってみた。

最初は、背中がムズムズするような違和感があった。けれど、二日間、ろくに寝ていなかったので、睡魔はすぐに訪れた。

結局、その日一日はほとんどを寝て過ごし、目が覚めたとき、何となく、**ひとつ何かを突き抜けた**ような気持ちになった。

夕飯を食べに行く前に、シャワーを浴びようと、あんなに気味悪がっていたトイレのシャワーのコックをまわした。案の定、水は便器の上に勢いよく当たって流れる。それを、ギュッと目を閉じて、見ないようにしてやりすごす。全身に石けんをぬりたくり、体中をくまなく洗ってさっぱりしたら、またひとつ、何かを突き抜けた。

結局、昌明さんはこの宿に五日間滞在した。

慣れというのはすごいもので、最後の方では、昌明さんは外で買ってきたランチプレートを、部屋の中で食べられるほどにもなっていた。

最初は、その薄汚さに怯え、ベッドに横になることもできなかったのに、四日も過ぎると、まるで自分の部屋のようになじんで、窓の外のゴミの山を眺めながら、まだ暖かいご飯をほおばった。

旅を続け、タイに到着した頃には、もう立派なバックパッカーになっていた昌明さん。屋台でも飲み食いできたし、町はずれのスラムの脇を通っても、必要以上に怯えることはなかった。

ゲストハウスの薄汚さにも慣れ、まさかの共同トイレや共同シャワーも使えるようになった。日本にいたときには考えられなかったサバイバル生活を、楽しむ余裕まで出てきていた。

帰ってきて、一緒に食事をしたとき、昌明さんは、「これ、うまいよ。食ってみる?」と、自分の前の料理を差し出した。そして、「そのかわり、そっちのも食べさせて」と、私の皿からじか箸で料理を取った。こんなこと、以前の彼なら絶対やらないことだった。この変わりようはいったいどうしたことか。

「タイのゲストハウスでさ、仲良くなった人と缶詰を分けあって食べたりしたんだよ。フォークが一本しかなくてさ。まいったよ」

そう言って笑う昌明さんは、この旅で、完全に**潔癖症とオサラバ**していた。

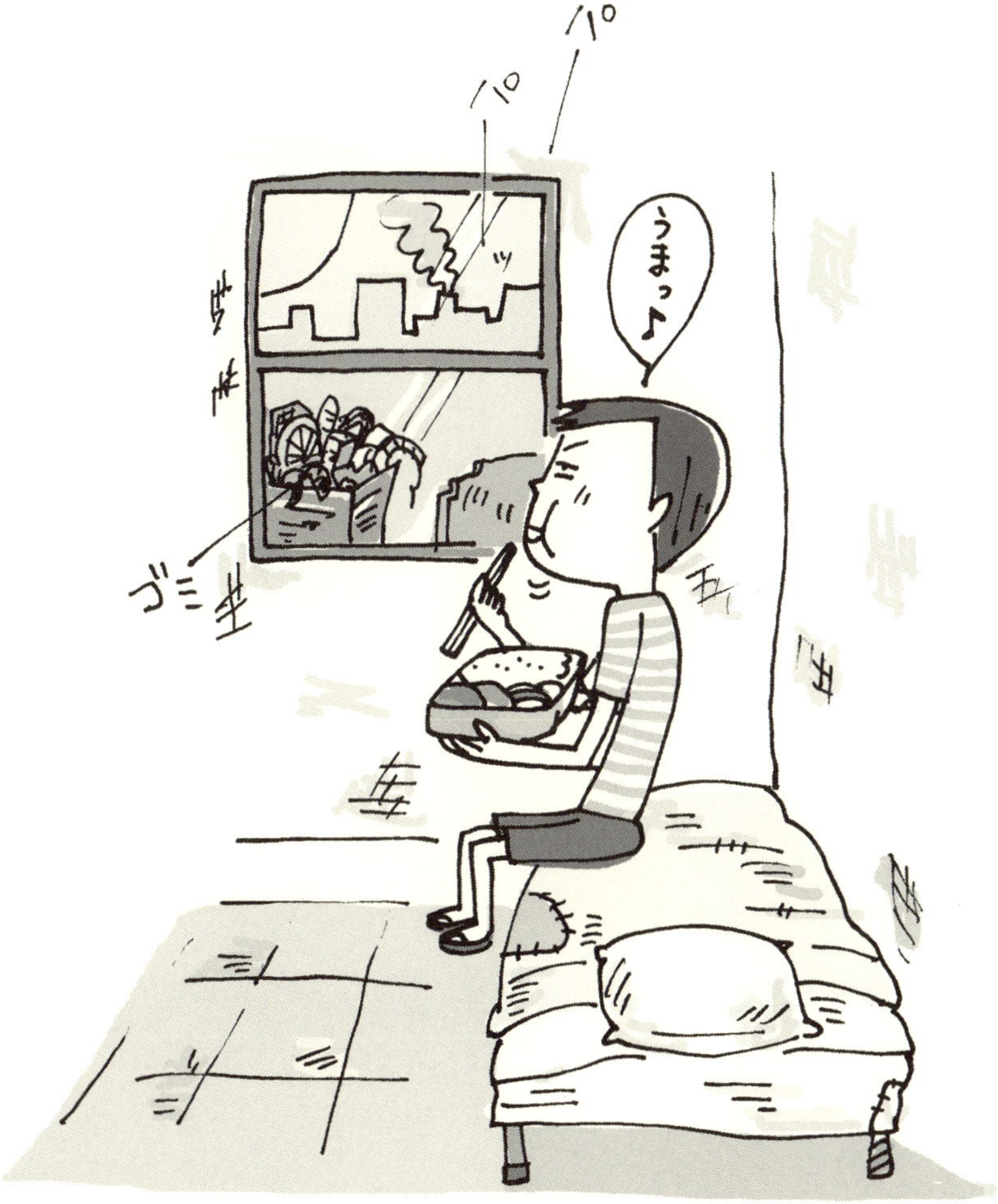
うまっ♪
ゴミ

除菌シートを捨てた女

この人もまた、吊革を持てない女。絵里香さん（二十三歳）の必需品は、除菌シートとウエットティッシュ。化粧直し用のあぶらとり紙は忘れても、除菌シートを忘れたことは一度もない。外食する際にも、できることならテーブルを除菌シートで拭いてしまいたいという衝動にかられるが、そこはグッとおさえて、こっそりと自分の手を拭くにとどめている。

そんな潔癖症の絵里香さんだから、部屋の中もつねに整理整頓されていて、ホコリ一つない。その整然とした様は、若い女性の一人暮らしにしては見事だといえよう。それもそうだ。絵里香さんは、**何でもかんでも除菌シートで拭きまくり**、ピカピカにしていないと落ち着かないタチなのだ。洗面所などは本当に、水垢一つない。水を流すたびにゴシゴシと洗面所を洗っているのだという。

そんな絵里香さんは、まだ若いにもかかわらず、男性にたいしても潔癖なところを見せて、なかなか心を開こうとしない。友達に誘われて合コンに行き、男性からアプローチされても、今まで一度も応じたことはない。そんなことをしている暇があったら、部屋の掃除をしている方がよっぽど有意義だと考えてしまうのだ。

友人は、絵里香さんのことを男嫌いではないかと噂していた。それなのに、合コンへの誘いは増える一方。わりと可愛いのに男に興味がない女というのは、男性をゲットしたい女性たちにしてみれば究極の安全パイ。人数あわせと称して、よく誘われていた。

面倒だとは思いながらも、つきあいは悪くないので、絵里香さんは合コンに出かけた。あるとき、ちょっとリッチに、ということで、幹事が東京湾クルーズのディナーパーティを企画した。女性たちにしてみれば、ワンランク上の男性をゲットする絶好のチャンスということらしい。イベントがイベントなので、絵里香さんも少しばかりドレスアップして出かけた。

そこで、あろうことか、絵里香さんは「いいな」と思う男性に出会ってしまったのだ。

清潔なソフトスーツを身にまとい、**真っ白なハンカチ**を手にしているその男性は、絵里香さんには理想的な人に見えた。食事をはじめる前、絵里香さんがこっそり除菌シートで手を拭いているのを目ざとく見つけて、**「きれい好きなんだね」**と声をかけてきた。

こんな男性は今までに出会ったことがない。絵里香さんの触手がピーンと伸びた。若い男女のことだから、お互いが好意を寄せあうのに時間はかからなかった。クルージングパーティの直後に、男性は絵里香さんに連絡を取り、絵里香さんは二つ返事でそれに答えた。

しばらくは外で食事などをするプラトニックな関係だったけれど、そのうちに、彼が絵里香さんの部屋にも入るようになった。

半年間、つきあって、何となく結婚を意識するようになった二人。嬉しいことに、それを言いだしたのは彼の方だった。大学を卒業して、まだ社会に出たばかりの絵里香さんは、結婚して家庭に入ることに、ほんの少し抵抗を覚えたが、彼は、仕事は続けていいと言った。これはまぎれもないプロポーズ。絵里香さんはまるで、天にも昇るような気持ちだった。

さて、ここまでは優等生のセオリー通りに進行してきた二人の恋愛だったけれど、この後、順調にウエディングベルが鳴らせたのかというと、そうではなかった。彼は、結婚する前に同棲しようと持ちかけてきた。結婚するなら、お互いのことをもっとよく知ってからでも遅くはないし、もっとよくわかりあうべきだというのが彼の言い分だった。これにたいして、絵里香さんには良いも悪いもなかった。一緒に暮らせるなんて、夢のよう。だから、これも二つ返事で同意した。

新しい部屋に引っ越し、二人の共同生活がスタートして間もなくのこと、絵里香さんは彼にたいして、得も言われぬ違和感をもつようになった。それは何かというと、あんなにキチンとしていたはずの人が、**家の中ではけっこうだらしなかった**のだ。出したものを元の場所に戻さない。食事の皿を並べるのに、事前にテーブルを拭かない。よく観察してみると、帰宅したときにも、ろくに手を洗っていなかった。

ヤダ、この人、汚い！

しかし、時すでに遅しで、絵里香さんはそんな彼でも深く愛してしまっていたのだ。惚れた弱みがあるから、多少の小言は言っても、自分で何とかすればいいと我慢をしていた。

絵里香さんが何でもかんでもやってくれるとなると、当然のことながら、男のほうは図に乗ってズボラになる。スマートだった印象はどこへやら、彼はゴミひとつ捨てようとしない男になってしまった。

そんな彼の面倒を、絵里香さんは甲斐甲斐しく見る。けれど、仕事をしながら、家事をして、おまけに彼の身のまわりのことまでを一手に引き受けるには限度がある。思ったようにやりきれていないという思いは、絵里香さんを苛立たせた。

「少しは掃除くらい手伝ってよ！　どうしてこんなに汚い部屋に平気でいられるの？」

「汚くないよ。大丈夫、この程度じゃ病気にはならないから」

ちらかった部屋でテレビゲームをしながらそう言う彼氏。絵里香さんのイライラは絶頂に達し、彼の後をついてまわっては片づけをしているうちに、いつしか、自分の身のまわりのことに気をつかう余裕をなくしていった。

ふと気がつくと、以前は一日にワンパックは使っていた除菌シートが、この頃あまり減っていない。仕事中はわりと頻繁に手を拭いたりしているのだが、家に帰ってからはそんなことをしている**余裕がない**からだ。

私、どうしちゃったんだろう？

絵里香さんは、**除菌シートを使わなくても平気**になっている自分に、不思議な思いを感じた。振り返れば、この頃は疲れているせいもあって、電車の中で**思わず吊革をつかんでしまう**ことがある。それが汚いとか、不潔だとか考える余裕はない。疲れ切って、真っ白な頭で吊革に身をゆだねてしまうのだ。

でも、だからといって何か不都合が生じたかというと、そんなことはない。めまぐるしく、余裕のない毎日ではあるけれど、除菌しようがしまいが、それで体調が悪くなったと言うことはない。

もしかして、除菌とか、しなくても平気なのかしら？　今まで自分は、余計なことをしていたのではないかしら？

それは、絵里香さんが**潔癖症から脱した瞬間**だった。

子どもが生まれて潔癖になる人もいれば、何でもかんでも汚してしまう幼児を育てているうちに汚れに対して鈍感になる人がいる。絵里香さんは後者のタイプだったのだろう。

もちろん、だからといって、絵里香さんの持ち物から除菌シートが消えたわけではないけれど、除菌に対するこだわりがなくなったことによって、人に対してもわりと大らかになっていった。もう、男性に対して見るべきものは見てしまったという、あきらめにも似た気持ちが、同時に、彼女を芯から強くしたのだろう。

「それでも、彼のことは好きなんでしょ？」と聞くと、

「あれでも良いところはあるし、慣れれば平気なもんよ」と笑った。

二人が同棲をはじめてもう三年になるが、どうも結婚する気配はない。よくあるパターンだけれど、男性の方は、現状に満足してしまって、今さら仕切り直しをするのは面倒と考えているのかもしれない。

少し前の絵里香さんなら、そういうはっきりしない姿勢に苛立って、相手を糾弾しただろうが、当の絵里香さんも最近は、結婚について言及することはない。

二人そろって、かなり**アバウトな人間**に変わってしまったようだ。

あとがき

私は、かなり神経質な子どもだった。汚れるのがイヤで、どろんこ遊びもしなければ、部屋を散らかすこともない。食事にたいして異常なこだわりを持ち、誰かが一度でも箸をつけた料理は一切食べられなかったし、誰かが使った食器も、それが家族以外の人だと、どんなに母が「洗ったよ」と言って見せてくれても、もう二度と使えなかった。

そんな私を母は、まさか異常だとは思わず、少し神経質なところはあるものの、手のかからない子だと思っていた。

ところがある日、行きつけの小児科で母がそのことを話すと、医者は顔を曇らせた。「お母さん、そのままにしていると、神経質症という病気になりますよ。子どもはドロドロになって遊ぶのが仕事だ。少々汚い事もやって当たり前。今から意識を変えていかないと、この子が可哀想なことになりますよ」

それはまだ、私が四歳くらいのことだったと思う。でも、この医者の言ったことはよく覚えているし、何かにつけて母がよく話していたので、記憶はかなり鮮明だ。

おかげで、私はわりと普通にどろんこ遊びもできるようになり、深刻な神経質症にもならず、今に至っているわけなのだが、それでも「三つ子の魂百まで」で、今でも少し潔癖なところがある。親にはいまだに、几帳面だと指摘されるし、自分でもときどき、ちょっとやりすぎ、気にしすぎ、と思うことがたびたびある。

わかってはいるけれど、それが性分なのだから仕方がないじゃないかと思うし、人に迷惑をかけていないのだからいいじゃないかとも思うのだ。

しかし、まったく意識していないというわけではない。

そこで、自分が異常ではないことを確認しようと、あるとき、まわりの友人を観察してみた。すると、知人の間だけでも、潔癖と思われる人はけっこういたのだ。

潔癖というネタで話をしてみると、みんな何かしらこだわりがあるし、イヤだと感じていることは相当あった。でも、普通は、イヤだと思っても、ある程度我慢していたり、なるべく意識しないようにしてスルーしているようだ。

ところが一人、**絶対にファミレスでは食事をしない**という頑固者がいた。

どうして食事をしないのか、その理由を聞いてみると、まあ話す、話す。えんえんと二時間も一人で話しまくるではないか。しかも、その話しぶりは生々しく、聞いているこちらまで、ファミレスにはとうぶん入れそうもなくなってしまった。

そして、その人が言うには、自分などまだ序の口だ、**他にもっとひどい潔癖症がいる**、という。

彼女の話を聞いて、私は、自分のこだわりなどたいしたことがないなと安心できた。一方で、いったいどんなすごいケッペキさんがいるのだろうと興味が湧いた。

そこで、そのすごいケッペキさんを紹介してくれないか、ということからはじまり、徐々に知り合いの輪は広がり、気がついたら、私のまわりは**ケッペキさんだらけ**になってしまった。

話を聞いてみると、生まれながらに潔癖という人は一人もいなかった。子どもの頃からそうだという人でも、やはり母親の影響を強く受けていた。

たいていは、大人になってから、何か、見てはいけないものを見てしまったことで、ある日突然、気になりだしたという。そして、いったんその思いにとりつかれると、想像はふくらみ、恐怖にさいなまれ、自分ではどうにもできなくなったという。

いまでは、自分のように感じない人に対して、それこそが異常、鈍感すぎるのは罪だ、とまで言い放つ。

なかでも最近は、除菌に対して異常に執着する人が増えた。それはもう、ハタから見ているとこっけいなほどなのだが、そうなった理由は、除菌グッズの氾濫、テレビ番組やCMの影響などが大きいのだと思う。

知らなくてもいい知識を埋めこまれ、洗脳されて、**除菌除菌と騒ぎたてる人たち**。世の中は汚染されていると声を荒げるけれど、もともと人間だって菌の集まりのようなもの、そんなに目くじらを立てなくても、いきなり死にはしないと思うよ。

もっとも、私も人のことは言えなくて、ここで紹介した人々ほどではないにしても、「わかる、わかる」と手を握りたくなる部分もある。自分も似たような感覚で、似たような行動をとっているから笑えるのだ。

きっと、大なり小なり、それは誰にでもあるのではないだろうか。

しかし、中には笑ってすまされないケースもあった。

ひとつは、潔癖であることを人に理解してもらえず、孤独になってしまった人だ。潔癖な人には頑固なところもあるので、それも致し方なしという部分もあるけれど、人づきあいに支障をきたし、恋愛も破れたとなると、他人事ながら心配せずにはいられない。

一日も早く、苦しい潔癖症から抜け出してほしいと思うし、こういうレベルの人の場合は、気持ちの持ち方一つで変われるという可能性もあるので、そこはひとつ頑張ってほしい。

もう一つは、強迫神経症にまで陥ってしまった人だ。これはれっきとした病気なので、ことは深刻だ。実際、取材をしながら、これはマズイと、神経科受診を勧めた人もいる。何がきっかけで強迫神経症になるのかわからないけれど、この病気は、まわりから変な目で見られるだけでなく、本人も相当つらい。でも、ちゃんとした医者に診てもらえば、必ず治せる病気でもあるので、臆せず受診してほしい。

これだけ取材をして感じたのは、潔癖症というのは、**生活に余裕があるからこそなる性癖**ではないかということだ。

貧しいアジアの村々を歩いていたとき、人々は今を生きるのに精一杯で、潔癖になる余裕などなかった。それには私もかなり影響されて、細かいことは考えないで、大自然に身をゆだねることを覚えて帰ってきた。

自然はいいね。

もっとも、家に帰ってしばらくすると、世間のあれやこれやが気になって、またムクムクと潔癖の芽が出てくるのだが……。

結論を言うと、過度の潔癖は、本人はもちろん、まわりも巻きこんでみんなを不幸にしてしまうということ。

特に、潔癖に育てられた子どもの人生は悲惨だ。肉体的には抵抗力が弱くなるし、精神的には、人との交わりが上手くできなかったり、偏ったものの見方しかできなくなって、うまく生きられなくなってしまう。

昔の人は、「赤ん坊には畳を舐めさせろ」と言ったそうだ。少々汚れた物を口にすることで、抵抗力をつけさせろということ。除菌にうるさい今どきのお母さんにそんなことを言ったら、間違いなくにらまれるだろうな。

でも、だからこそ、これからのお母さんには考え方を改めてほしい。人間は、ばい菌を食らって丈夫になっていくのです。

そんなに神経質にならなくても、人間は健康に生きていけます。

タテの物がヨコになっていても、あなたの人生が壊れることはありません。

もっとアバウトにいきましょうよ。

これは、自分自身にいつも言い聞かせている言葉だったりして……。

著者略歴――――
安部結貴　あべ・ゆうき
1963年生まれ。広告代理店勤務をへてフリーライターに。取材を中心とした記事を多く手がけ、現在は、エッセイ、ノンフィクション、実用書、啓蒙書などの執筆を主とする。『それって、立派な「うつ」ですよ』（実業之日本社）、『わかってほしい！　うつ患者のホントの気持ち』（主婦の友社）、『口グセを変えると人生は劇的に変化する』（徳間書店）、『裏ワザ満載！　失敗しない海外旅行術』（ぶんか社文庫）、『フリーランス図鑑』（実業之日本社）など著書多数。

ケッペキさんは、今日もゆく！

2008年11月28日　第1刷発行

著者　安部結貴
装丁　原　真澄
DTP　山中　央
発行者　藤田　博
発行所　株式会社草思社
〒170-0002　東京都豊島区巣鴨4-7-5
電話　営業 03（3576）1002　編集 03（3576）1005
振替　00170-9-23552

印刷／製本　中央精版印刷株式会社

ISBN978-4-7942-1683-0　Printed in Japan　検印省略

http://www.soshisha.com/